馬歇爾‧道爾 Marcel Doll ___ 著　曾致祥

50組
組

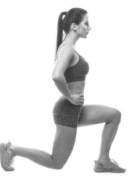

在家徒手
健身計畫

50種課表
X
60個動作

只 要 照 表 操 課
提高健身成效
與 **運 動 表 現**
居家練肌力，增肌‧燃脂‧塑身

50 Workouts – Bodyweight-Training ohne Geräte

CONTENT

目錄

徒手健身訓練

1

為什麼要徒手訓練？

不管任何時間，你的體重就是你擁有的最棒行動健身房。在那些尋求有效訓練，但又不想使用器材的人之中，徒手訓練蔚為風潮。不論是在家裡、公園、飯店房間或者是健身房，你都可以做徒手訓練。

每座城市有很多訓練方案供你選擇，從傳統健身房到眾多的社團，而你的身體也具備了做訓練所需要的一切。你認為徒手訓練能達到與器械一樣，甚至是比器械更好的訓練效果嗎？除非要從事健美，否則我可以肯定地跟你說：可以！舉例來說，體操選手從開始訓練起便幾乎只做徒手訓練，但沒有人質疑他們的體態（他們無疑具有運動員的體態），他們正是徒手訓練效果的最佳典範。

增肌燃脂

深蹲、伏地挺身、引體向上、弓步蹲，是徒手訓練中常見的項目。所有項目的共通點就是同時使用多個大肌群。就拿伏地挺身來說，當你在支撐位置對抗地心引力時，你必須同時使用大腿、臀部、核心及肩膀的肌肉來維持姿勢，之後靠著胸部和上臂肌肉的力量把身體下壓後撐起。你看！在這個動作中幾乎用到了所有的肌群。這可以套用在本書幾乎所有的動作上。多肌群活動表示在運動過程中，肌肉都需要消耗能量。我要說的是：做徒手訓練可以燃燒掉大量的卡路里！

日常中運用及功能性

身為訓練員應該都知道大家對你的期待是什麼。但是當你第一次開始做徒手訓練之後，你就會越來越信任這個訓練模式。自從我們出生後，不論到哪裡都帶著我們的體重對抗地心引力。徒手訓練可以讓你訓練出可使用的力量，不論是從椅子上起身、提東西，或是爬樓梯，所有日常生活中做的動作都是立體的。不僅如此，你不管在做什麼都需要讓身體保持穩定。舉個簡單的例子：要完成這些日常動作，會需要用到哪些肌群呢？包括大腿前後側的肌群、臀部肌群、小腿肌群都會使用到。你當然也可以想像，當你的大腿肌群的內外側不穩定會發生什麼事？你會失去平衡，然後摔倒。當然，每個動作都需要複雜肌肉系統的精密配合。既然能在日常生活中使用到，訓練就具有功能性。一項訓練必須要能刺激肌肉活動，才能滿足這個條件。你可能已經知道，徒手訓練可以同時訓練到許多肌肉。一個肌群在運動的時候，其他肌群就負責穩定身體。在傳統的訓練中，這些負責穩定的功能通常都被器械取代了。現在你就可以回答自己，這兩種訓練方式哪個比較貼近功能性訓練。

訓練風險低

所有運動當然都伴隨著受傷的風險。但我可以跟你保證，徒手訓練是受傷風險最低的運動項目之一，因為運動中唯一使用的阻力就是你自己的體重。相對於傳統重量訓練容易過度負重，徒手訓練的風險明顯較低。除此之外，幾乎每個徒手訓練的動作都有一系列的變化組合，你可以依照自己的能力及熟練度來調整強度。

隨時隨地訓練

不可否認，要在忙碌又壓力大的一天中撥出時間運動並不是件簡單的事。徒手訓練會是最容易將訓練融入每日生活的方式，不論是在家裡、戶外，或者是渡假期間，你永遠都帶著行動健身房！講到時間，每次運動只需要規劃 15 到 45 分鐘。相信我，你為目標所投入的時間會非常值得。

省下健身房的錢

訓練器材可能需要讓你花費一大筆錢，但你又不常使用，不是很浪費嗎？幾年下來家裡也累積了不少訓練器材，花了很多錢買來的健身設備就放在角落，變成長滿灰塵的裝飾品，也沒幫到購買器材健身的人。未來你可以把這些錢省下來了，因為徒手訓練需要的只有你自己的身體。也不需要花時間去討人厭的健身房了，因為你可以在任何你喜歡的地方做訓練。

訓練成功法則

為什麼有很多人可以輕易達成訓練目標，有人卻達不到自己設定的運動目標呢？下面這些原則是訓練成功的關鍵。

規律訓練

持之以恆。我不會沒有理由就把這個要求放在第一位，就像滴水穿石一樣，規律運動也可以讓身體產生巨大的改變，讓你把運動變成一種生活方式。我的意思不是每個人都要成為專業的運動員，每天應該要投入多少時間運動。你每個禮拜需要的時間可能比你願意付出的時間還要少。我建議你每週安排 2 到 3 次運動，每次只要 15 到 45 分鐘，可以做徒手訓練或者其他運動，例如慢跑、騎腳踏車。

正確執行每個動作

訓練時你該注意動作的完整性，因為這兩件事很重要：不只可以增加訓練效率，同時也降低了運動的危險性。在第三章中所有的動作都有附圖片說明，也清楚描述了各個步驟的先後順序，讓你知道怎麼正確做好那個動作。身體的活動度會因為你確實的動作而達到最好的效果。在做動態動作時也要以控制好的節奏進行，盡量避免搖晃。

站在鏡子前訓練也十分有幫助，可以讓你更能控制動作。另外一種方式就是從訓練夥伴身上獲得回饋。建立正確的動作模式，多體會身體的感覺。如果你無法順利完成一個動作，試著再看一次圖片的說明和動作的文字敘述。如果這樣還是沒有幫助的話，可以找一個你能做的（較簡單）動作來代替。

決定正確的運動強度

為了達到最好的效果，訓練刺激是必要的。這個專業的運動術語要怎麼實踐呢？答案就是，你必須要在過度訓練與訓練過少之間取得平衡。總言之，動作對你來說要是個挑戰，強度太低不會讓你有進步。每次訓練過後都要做回顧，看你是否確實踏出了自己的運動舒適圈。

為了增加你的訓練強度，所有動作都有依照難度分為 1 到 3 級，讓你在每個訓練階段都能依序調整強度。但是反過來想，野心太大也不好，運動強度過高跟過低一樣沒有意義。當你覺得無法負荷或是不想做設定的動作，或者無法完成設定的次數時，我會建議你暫時選擇稍微簡單一點的難度。你會發現自己突飛猛進，然後可以順利地提高難度。與前面那些訓練原則比較起來，我的忠告是：動作品質是最重要的。不要一昧地不顧一切，犧牲了動作完整度，只為了完成課表設定的訓練時間與次數。你要選擇自己可以克服的訓練強度。

擔心動作一成不變嗎？

本書設計了足夠的訓練動作供你選擇。書內沒有固定的訓練模式，但每個訓練階段都給予肌肉必要的新刺激，還有非常多元的動作變化。我們的身體很聰明，很快就會習慣舊有的模式。這個優點有時候卻會讓我們在嘗試新動作時不會那麼輕鬆。不同的動作、不同的強度、不同的重複次數、較短的休息時間、不同的組數，都是訓練多樣性的表現。每個訓練都有自己的特色，我很肯定你一定會喜歡嘗試這些變化。只要去做新嘗試，訓練就不會無聊！

運動後伸展很重要

說完了正確的運動強度，現在要來談同樣重要的伸展。在運動後不管是短時間伸展放鬆，或者是去洗個三溫暖，訓練和伸展是密不可分的，唯有訓練和伸展並進，才能達到最好的訓練效果。訓練給肌肉密集的刺激，伸展可以讓身體進入重要的調整期，讓你長期保持良好的訓練成效。

只有設定目標，才能達成目標

不管做什麼事之前都要設定目標，而且應該盡可能設得具體，自己才會有個遵循方向。也許你對自己的訓練目標還沒有明確的構想，但是有股動力驅使你，想去達成一個目標。這時候不如先問問自己：你有哪些具體的健身目標？想要減重嗎？你的腹肌不夠緊實嗎？想要練出壯碩的二頭肌嗎？想要恢復苗條身材？還是因為工作長期久坐，想做些什麼來平衡呢？每個人設定的目標可能截然不同，要找出能驅動你的目標來。我的建議是：把目標清楚地寫下來，並訂下完成的時間。另外也記下是什麼給你動力去實現這個目標。總而言之：為什麼這個目標值得你追求？在你寫下之後，把它貼在一個你常常會看到的地方，例如把它放在餐桌上、釘在牆上，或是放在你的包包裡面，讓你隨時都能看到。不斷這樣激勵自己，提醒自己為什麼要開始訓練。我相信，有了這些小技巧的幫助，你會更容易達成你的目標。

專注是一切

訓練時只有一件重要事情，就是訓練這件事！我發現很多在健身房的人常常在訓練的時候分心去做其他事情，手機尤其是注意力殺手。訓練的時候我只在乎一件事：用計時器留意運動時間。訓練時要把所有注意力集中在動作上，只有這樣才能激發出所有的能力。只有這樣才能建立身體記憶，這是做出正確動作的基礎。

Workouts 的組成

有系統的訓練就是最好的訓練方式。訓練的一開始包括一些伸展以及啟動關節活動度的動作，用意是加速血液循環，並且為即將到來的訓練做好準備。訓練時你必須全力以赴，才能給身體必要的運動刺激。最後再透過伸展強化身體靈活度，並且用較快的舒緩動作來結束訓練。

組數、次數、運動時間

除了動作的選擇外，運動強度還跟其他四個因素息息相關，也事關你的訓練計畫架構。你可以把這些因素當成調整強度高低的依據。首先要討論的是重複次數與運動時間。每份課表都給了重複次數，你在練習時一定要留意自己做的次數。另外還有單邊與雙邊、身體部位的訓練，例如說手跟腿，分開訓練的時候，次數也要分別計算。假設你在做弓步蹲，如果右邊做 15 下，那左邊也要做 15 下。

有些動作較著重持續時間，特別是耐力訓練或是固定姿勢（像是棒式或是側棒式），次數就不是那麼重要了。課表裡都有規範每一個動作的重複次數與持續時間。如果是雙邊運動，課表上要求的持續時間也代表了單邊的時間。

除此之外，你會在課表中發現，每個動作結束之後都會有休息時間。休息一下是沒問題的。例如說，做完規定次數的深蹲後，在做下一個動作（例如伏地挺身）之前插入休息時間。

接著要談動作順序。動作有很多不同的可能組合，我選擇的是循環訓練原則。在這個情況下，你要照著課表安排的動作順序做。當你完成最後一個動作時，你就完成了一組訓練。然後再從第一個動作開始。每份課表都有詳細標示要做的組數。

額外的器材

徒手訓練計畫不需要任何器材。但是在某些動作中還是會用到一些輔助器材，但我向你保證，這些東西在你家中都有。例如我們要做一個雙槓撐體，我們需要一張椅子，或者是差不多高度的桌子。就算你是在戶外訓練也不用放棄這個動作，例如公園的長椅就是一個非常好的訓練輔助器材。你會注意到，許多動作的輔助器材都是毛巾。在光滑的磁磚或木頭地板上適合做動態的動作，例如弓步蹲和登山者。在做大多數動作的時候，我會建議你準備一張瑜伽墊。 至於計時，我建議準備一個有暫停功能的時鐘。現在手機也有非常多的應用程式可以幫助你計時。

暖身

做徒手訓練時不會額外增加負重，因此可以降低受傷的風險。但如果你不做暖身，反而會提高受傷風險。就算是徒手訓練，還是能達到高強度。為了在訓練中全力以赴並且預防運動傷害，因此有必要讓身體在運動前做好準備。在訓練前活動肌肉、關節、肌腱、韌帶，只需要短短幾分鐘就可以讓身體準備好。可能你家裡有踏步機、固定式腳踏車或是跑步機，這些都是很好的暖身方式，花個 5 到 10 分鐘促進血液循環。一個好的暖身當然也可以不需要任何器材，因此你在書中會找到一個章節都是針對耐力的動作，這些動作都是每一個訓練的基礎。書中所有初級強度的耐力運動也都很適合當作不需要器材的暖身運動。除此之外，我還另外整理出六個動作，可以在訓練前暖開重要的關節，每個動作大約做 30 秒。我建議在每個訓練之前都從這些暖身動作開始。但是不管你用什麼方式暖身，拿出幾分鐘時間，就可以讓訓練效率達到最高。

6 個簡易的暖身運動

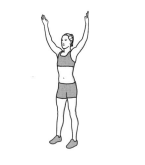

雙手畫圓
雙腳站立與髖關節同寬。雙手由前向後畫大圓。

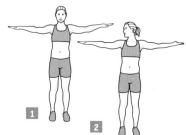

頸椎肩膀放鬆術
1. 雙腳站立與髖關節同寬，兩側肩關節外展至與地面平行。
2. 動作時，一手掌心向上，另一手掌心向下，交換旋轉。頭朝手掌向下那側旋轉。

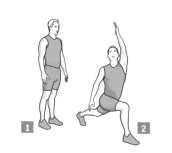

跨步側轉體
1. 雙腳站立與髖關節同寬，兩腳平行。
2. 從穩定的站勢開始做一個弓步蹲，後腳伸直，前腳彎曲。與前腳反方向的手向上伸，上半身朝前腳的方向旋轉。左右腳輪流做跨步換邊。

四足跪姿脊椎放鬆術

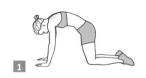

1. 呈四足跪姿，雙手與肩膀平行，膝蓋在髖關節下方，雙腳擺平。下巴朝胸部方向移動，背往上拱，呈圓背狀。肚臍朝脊椎內縮，雙手出力撐地。

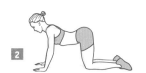

2. 放鬆脊椎，腹部自然下沉，骨盆朝向前方，並將臀部往上推。胸骨朝前上方移動，頭往上抬。流暢緩慢地交替屈曲和伸展脊椎。

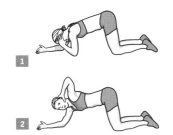

胸椎肩膀放鬆術

1. 呈四足跪姿，前臂著地。手肘應該正好在肩膀的正下方，髖關節微微超過膝蓋。單手抱頭，抱頭的手肘離開地面。
2. 身體朝抱頭那一側旋轉，然後回位。視線要隨著手肘位置移動。

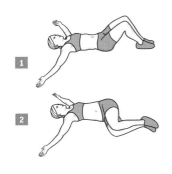

髖關節放鬆術

1. 呈正躺姿勢。雙腿併攏彎曲，腳掌平貼地面，膝蓋呈直角。手臂朝兩側伸展，手心朝上。
2. 以流暢緩慢的速度，輪流將雙腳朝左、右邊的地板轉動。

伸展促進運動恢復

　　身體做完一段疲憊的訓練後需要一點休息時間。身體恢復了，才能夠在下一次訓練時達到好的體能表現。下面這 6 個伸展動作可以讓身體恢復訓練帶來的疲勞。這些動作也能幫助自主神經系統放鬆，包括緩和呼吸心跳和降低血壓。除此之外，伸展也能幫助緊繃的肌肉放鬆，藉此提升身體活動度。如果運動完沒有時間做伸展也不用擔心，你的訓練成果還是取決於訓練強度和持續時間。

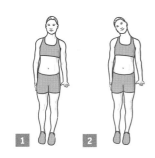

肩頸伸展

1. 雙腳站立，雙手自然擺在身體兩側。
2. 頭朝一邊傾斜，另一邊的手掌慢慢朝下方用力，維持這個姿勢 30 秒之後換邊。

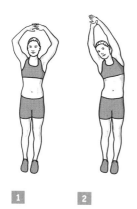

軀幹側伸展

1. 雙腳站立，兩手臂高舉過頭。
2. 一隻手抓住另一隻手的手腕，上半身朝抓手腕的那隻手傾斜，骨盆維持不動。輕拉被抓住的手腕，讓身體另一側朝上伸展。維持這個姿勢 30 秒之後換邊。

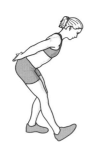

腿後肌群和小腿伸展

一腳向前跨，兩條大腿保持平行。前腳勾起，後腳膝蓋微彎，雙手放在下背位置，上半身挺直前傾，伸展腿後肌群和伸直的小腿，伸展到有感覺為止。維持這個姿勢 30 秒後換邊。

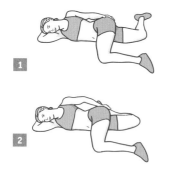

腿前肌群和髖關節伸展

1. 呈側躺姿勢，頭枕在下面那隻手上。上面的腳往前彎曲 90 度，髖和膝蓋呈直角，下面那隻腳也彎曲 90 度。髖關節伸展開來，大腿也有伸展的感覺。
2. 用另一隻手抓住下面那隻腳的腳踝，慢慢往屁股方向拉，直到大腿前側有明顯的緊繃感為止。維持這個姿勢 30 秒後換邊。

胸部與臀部伸展

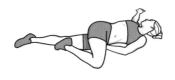

身體平躺，一隻腳的膝蓋直角彎曲，同側的手心向上朝側邊伸出去。另一隻手抓住彎曲的膝蓋外側往反方向拉，如果可以的話，讓膝蓋碰地。視線轉向伸展的那隻手。維持這個姿勢30 秒後換邊。

背部伸展

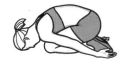

身體呈跪姿，雙腿平擺貼地，屁股靠在腳跟上，額頭向前觸地。兩手擺在身體兩側，手心向上。維持這個姿勢 30 秒，或是能撐多久就撐多久。這個動作能放鬆背部。

Workouts

2

1 全身訓練 1 （初階）

訓練器材：無
訓練時間：20 分鐘

	動作	次數／時間	組間休息	組數	強度	說明頁
1	深蹲	15 下	20 秒	3	1	134
2	鳥狗式	30 秒	20 秒	3	1	126
3	跪姿側棒式	30 秒	20 秒	3	1	129
4	俯臥 T 字訓練	15 下	20 秒	3	1	124
5	弓步蹲	15 下	20 秒	3	1	136
6	跪姿伏地挺身	15 下	20 秒	3	1	122

每個動作 3 組，組間休息 20 秒

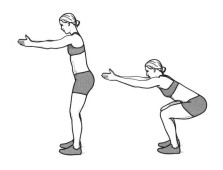

1 深蹲，15 下

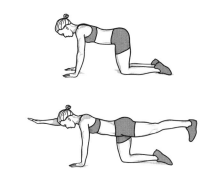

2 鳥狗式，30 秒

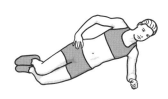

3 跪姿側棒式，30 秒

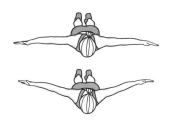

4 俯臥 T 字訓練，15 下

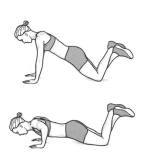

5 弓步蹲，15 下

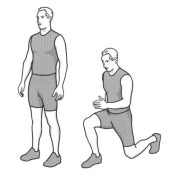

6 跪姿伏地挺身，15 下

2 全身訓練 2 （初階）

訓練器材：毛巾、穩定的椅子或箱子
訓練時間：20 分鐘

1 **2** **3**

	動作	次數／時間	組間休息	組數	強度	說明頁
1	滑板弓步蹲	15 下	20 秒	3	2	136
2	四足跪姿抬膝	30 秒	20 秒	3	1	126
3	雙槓撐體	15 下	20 秒	3	1	123
4	滑板屈腿	15 下	20 秒	3	1	138
5	屈膝轉體	30 秒	20 秒	3	1	133
6	屈膝擺手	30 秒	20 秒	3	1	123

每個動作 3 組，組間休息 20 秒

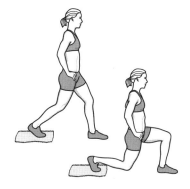

1 滑板弓步蹲，15 下

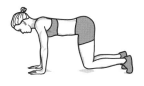

2 四足跪姿抬膝，30 秒

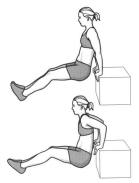

3 雙槓撐體，15 下

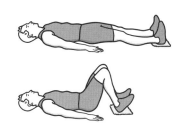

4 滑板屈腿，15 下

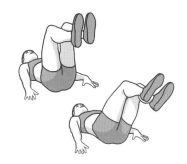

5 屈膝轉體，30 秒

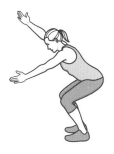

6 屈膝擺手，30 秒

3 全身訓練 3 （初階）

訓練器材：無
訓練時間：20 分鐘

①②③

	動作	次數／時間	組間休息	組數	強度	說明頁
1	開合跳	30 秒	20 秒	3	1	120
2	四足跪姿抬手	30 秒	20 秒	3	1	127
3	橋式	15 下	20 秒	3	1	138
4	跪姿側棒式	30 秒	20 秒	3	1	129
5	原地衝刺	30 秒	20 秒	3	1	120
6	捲腹	15 下	20 秒	3	1	131

每個動作 3 組，組間休息 20 秒

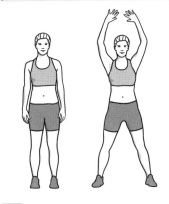

1　開合跳，30 秒

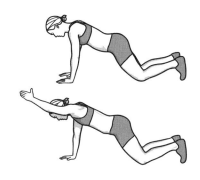

2　四足跪姿抬手，30 秒

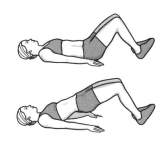

3　橋式，15 下

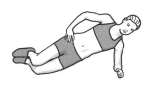

4　跪姿側棒式，30 秒

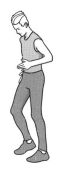

5　原地衝刺，30 秒

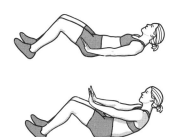

6　捲腹，15 下

4 全身訓練 4 （初階）

訓練器材：毛巾
訓練時間：20 分鐘

①②③

	動作	次數／時間	組間休息	組數	強度	說明頁
1	交互蹲跳	30 秒	20 秒	3	1	122
2	臥姿腳踏車	30 秒	20 秒	3	1	131
3	過頭肩關節伸展	30 秒	20 秒	3	1	124
4	四足跪姿捲腹	15 下	20 秒	3	1	126
5	原地高抬腿跳	30 秒	20 秒	3	1	121
6	屈膝捲腹	15 下	20 秒	3	1	132

每個動作 3 組，組間休息 20 秒

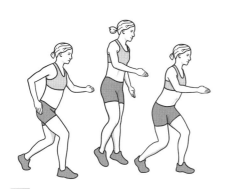

1 交互蹲跳，30 秒

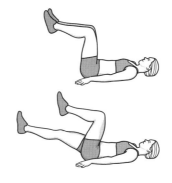

2 臥姿腳踏車，30 秒

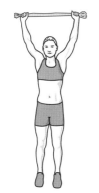

3 過頭肩關節伸展，30 秒

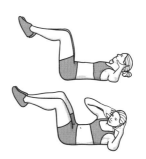

4 四足跪姿捲腹，15 下

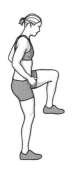

5 原地高抬腿跳，30 秒

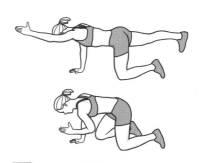

6 屈膝捲腹，15 下

5 全身訓練 5 （初階）

訓練器材：毛巾、穩定的盒子或箱子
訓練時間：15 分鐘

	動作	次數／時間	組間休息	組數	強度	說明頁
1	深蹲	15 下	20 秒	3	1	134
2	滑板登山者	30 秒	20 秒	3	1	128
3	屈膝轉體	30 秒	20 秒	3	1	133
4	雙腳抬高橋式	15 下	20 秒	3	1	138
5	俯臥游泳	30 秒	20 秒	3	1	128
6	跪姿伏地挺身	15 下	20 秒	3	1	122

每個動作 3 組，組間休息 20 秒

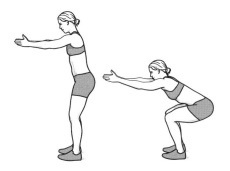

1 深蹲，15 下

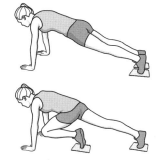

2 滑板登山者，30 秒

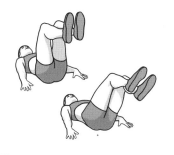

3 屈膝轉體，30 秒

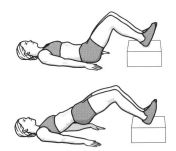

4 雙腳抬高橋式，15 下

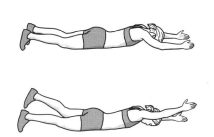

5 俯臥游泳，30 秒

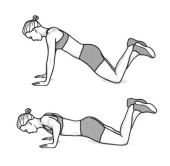

6 跪姿伏地挺身，15 下

6 全身訓練 6（初階）

訓練器材：穩定的椅子或箱子
訓練時間：20 分鐘

❶ ❷ ❸

	動作	次數／時間	組間休息	組數	強度	說明頁
1	高抬腿交叉跳	30 秒	20 秒	3	1	121
2	捲腹	15 下	20 秒	3	1	131
3	俯臥 T 字訓練	15 下	20 秒	3	1	124
4	太空椅	30 秒	20 秒	3	1	135
5	跪姿側棒式	30 秒	20 秒	3	1	129
6	雙槓撐體	15 下	20 秒	3	1	123
7	四足跪姿抬膝	30 秒	20 秒	3	1	126
8	弓步蹲	15 下	20 秒	3	1	136

每個動作 3 組，組間休息 20 秒

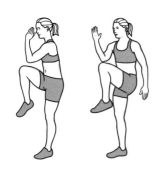

1 高抬腿交叉跳，30 秒

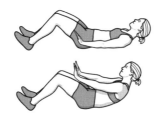

2 捲腹，15 下

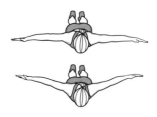

3 俯臥 T 字訓練，15 下

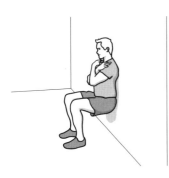

4 太空椅，30 秒

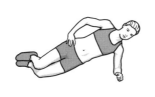

5 跪姿側棒式，30 秒

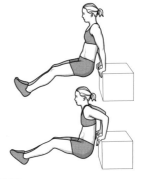

6 雙槓撐體，15 下

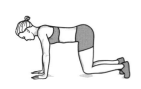

7 四足跪姿抬膝，30 秒

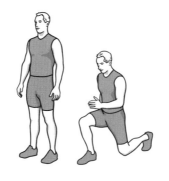

8 弓步蹲，15 下

7 全身訓練 7（初階）

訓練器材：無
訓練時間：30 分鐘

① ② ③

	動作	次數／時間	組間休息	組數	強度	說明頁
1	側蹲	15 下	20 秒	3	1	137
2	反手撐體抬腿	30 秒	20 秒	3	1	134
3	跪姿側棒式	30 秒	20 秒	3	1	129
4	單腳橋式	15 下	20 秒	3	1	138
5	四足跪姿捲腹	15 下	20 秒	3	1	126
6	早安式	15 下	20 秒	3	1	135
7	跪姿伏地挺身	15 下	20 秒	3	1	122
8	屈膝擺手	30 秒	20 秒	3	1	123

每個動作 3 組，組間休息 20 秒

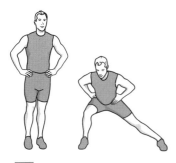

1 側蹲，15 下

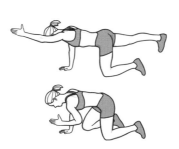

2 反手撐體抬腿，30 秒

3 跪姿側棒式，30 秒

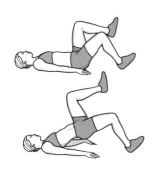

4 單腳橋式，15 下

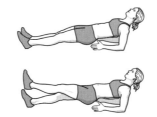

5 四足跪姿捲腹，15 下

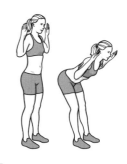

6 早安式，15 下

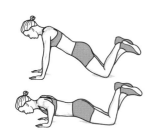

7 跪姿伏地挺身，15 下

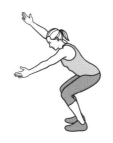

8 屈膝擺手，30 秒

8 全身訓練 8 （初階）

訓練器材：毛巾
訓練時間：25 分鐘

① ② ③

	動作	次數／時間	組間休息	組數	強度	說明頁
1	開合跳	30 秒	20 秒	3	1	120
2	四足跪姿抬手	30 秒	20 秒	3	1	127
3	屈膝轉體	30 秒	20 秒	3	1	133
4	滑板屈腿	15 下	20 秒	3	1	138
5	交互蹲跳	30 秒	20 秒	3	1	122
6	滑板登山者	30 秒	20 秒	3	1	128
7	過頭肩關節伸展	30 秒	20 秒	3	1	124
8	屈膝捲腹	15 下	20 秒	3	1	132
9	俯臥 W 字訓練	30 秒	20 秒	3	1	124
10	原地衝刺	30 秒	20 秒	3	1	120

每個動作 3 組，組間休息 20 秒

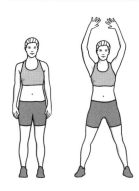 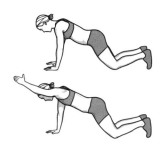 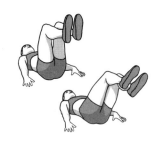

| 1 | 開合跳，30 秒 | 2 | 四足跪姿抬手，30 秒 | 3 | 屈膝轉體，30 秒 |

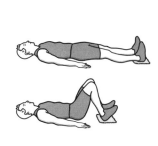 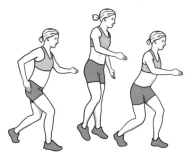 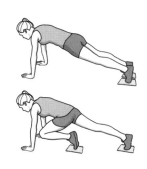

| 4 | 滑板屈腿，15 下 | 5 | 交互蹲跳，30 秒 | 6 | 滑板登山者，30 秒 |

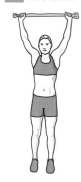 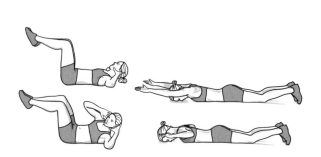 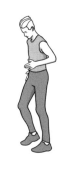

| 7 | 過頭肩關節伸展，30 秒 | 8 | 屈膝捲腹，15 下 | 9 | 俯臥 W 字訓練，30 秒 | 10 | 原地衝刺，30 秒 |

9 全身訓練 9（初階）

訓練器材：穩定的椅子或箱子
訓練時間：30 分鐘

①②③

	動作	次數／時間	組間休息	組數	強度	說明頁
1	深蹲	15 下	20 秒	3	1	134
2	雙槓撐體	15 下	20 秒	3	1	123
3	臥姿腳踏車	30 秒	20 秒	3	1	131
4	雙腳抬高橋式	15 下	20 秒	3	1	138
5	四足跪姿抬膝	30 秒	20 秒	3	1	126
6	弓步蹲	15 下	20 秒	3	1	136
7	俯臥游泳	30 秒	20 秒	3	1	128
8	太空椅	30 秒	20 秒	3	1	135
9	鳥狗式	30 秒	20 秒	3	1	126
10	跪姿側棒式	30 秒	20 秒	3	1	129

每個動作 3 組，組間休息 20 秒

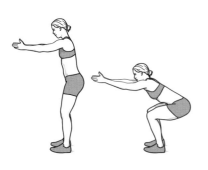
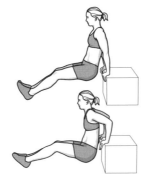
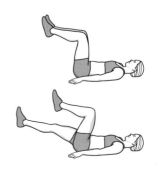

1 深蹲，15 下 　　**2** 雙槓撐體，15 下 　　**3** 臥姿腳踏車，30 秒

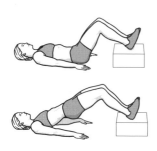
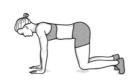
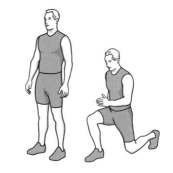

4 雙腳抬高橋式，15 下 　**5** 四足跪姿抬膝，30 秒 　**6** 弓步蹲，15 下

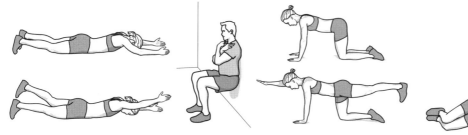

7 俯臥游泳，30 秒 　**8** 太空椅，30 秒 　**9** 鳥狗式，30 秒 　**10** 跪姿側棒式，30 秒

10 全身訓練 10 （初階）

訓練器材：穩定的椅子或箱子
訓練時間：30 分鐘

1 2 3

	動作	次數／時間	組間休息	組數	強度	說明頁
1	原地高抬腿跳	30 秒	20 秒	3	1	121
2	捲腹	15 下	20 秒	3	1	131
3	單腳橋式	15 下	20 秒	3	1	138
4	跪姿伏地挺身	15 下	20 秒	3	1	122
5	交互蹲跳	30 秒	20 秒	3	1	122
6	屈膝轉體	30 秒	20 秒	3	1	133
7	早安式	15 下	20 秒	3	1	135
8	開合跳	30 秒	20 秒	3	1	120
9	雙槓撐體	15 下	20 秒	3	1	123
10	俯臥 T 字訓練	15 下	20 秒	3	1	124

每個動作 3 組，組間休息 20 秒

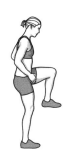

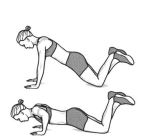

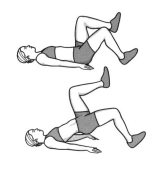

1 原地高抬腿跳，30 秒   2 捲腹，15 下   3 單腳橋式，15 下

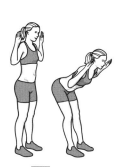

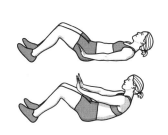

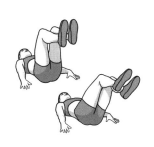

4 跪姿伏地挺身，15 下   5 交互蹲跳，30 秒   6 屈膝轉體，30 秒

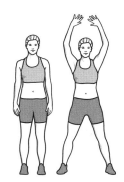

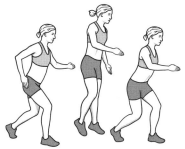

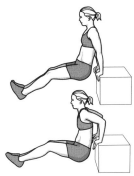

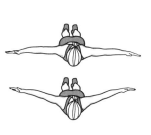

7 早安式，15 下   8 開合跳，30 秒   9 雙槓撐體，15 下   10 俯臥 T 字訓練，15 下

11 全身訓練 1（中階）

訓練器材：穩定的箱子
訓練時間：20 分鐘

	動作	次數／時間	組間休息	組數	強度	說明頁
1	開合跳	40 秒	20 秒	3	1	120
2	側棒式	40 秒	20 秒	3	2	129
3	伏地挺身	15 下	20 秒	3	2	123
4	後腳抬高蹲	15 下	20 秒	3	2	137
5	棒式	40 秒	20 秒	3	2	127
6	俯臥 W 字訓練	40 秒	20 秒	3	1	124

每個動作 3 組，組間休息 20 秒

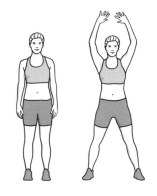

1 開合跳，40 秒

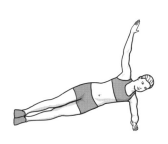

2 側棒式，40 秒

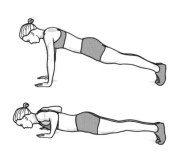

3 伏地挺身，15 下

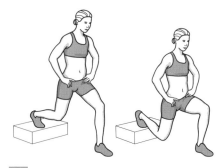

4 後腳抬高蹲，15 下

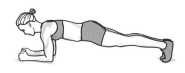

5 棒式，40 秒

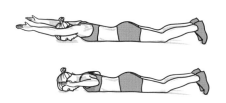

6 俯臥 W 字訓練，40 秒

12 全身訓練 2 （中階）

訓練器材：毛巾、穩定的椅子或箱子
訓練時間：25 分鐘

	動作	次數／時間	組間休息	組數	強度	說明頁
1	滑板弓步蹲	15 下	20 秒	3	2	136
2	雙槓撐體	15 下	20 秒	3	1	123
3	滑板登山者	40 秒	20 秒	3	1	128
4	滑板側蹲	15 下	20 秒	3	2	137
5	滑板屈腿	15 下	20 秒	3	1	138
6	抬腿觸膝	40 秒	20 秒	3	2	131
7	直膝捲腹	15 下	20 秒	3	2	125

每個動作 3 組，組間休息 20 秒

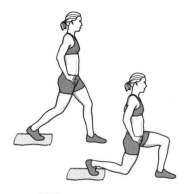

1 滑板弓步蹲，15 下

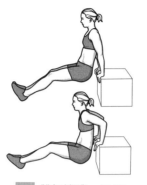

2 雙槓撐體，15 下

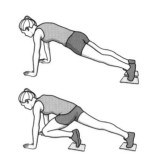

3 滑板登山者，40 秒

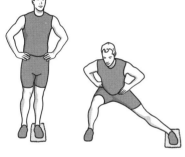

4 滑板側蹲，15 下

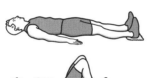

5 滑板屈腿，15 下

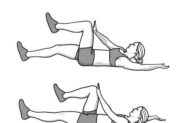

6 抬腿觸膝，40 秒

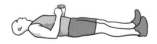
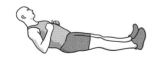

7 直膝捲腹，15 下

13 全身訓練 3（中階）

訓練器材：桌子
訓練時間：20 分鐘

	動作	次數／時間	組間休息	組數	強度	說明頁
1	開合跳	40 秒	20 秒	3	1	120
2	動態側棒式	15 下	20 秒	3	2	129
3	反手划船	15 下	20 秒	3	2	125
4	空踩腳踏車	15 下	20 秒	3	2	132
5	深蹲跳	40 秒	20 秒	3	1	121
6	伏地挺身	15 下	20 秒	3	2	123
7	提髖	15 下	20 秒	3	2	132

每個動作 3 組，組間休息 20 秒

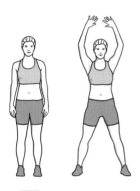

1 開合跳，40 秒

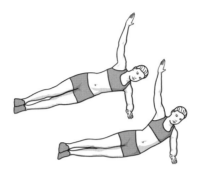

2 動態側棒式，15 下

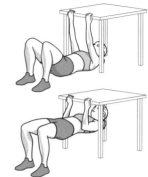

3 反手划船，15 下

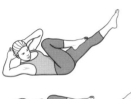

4 空踩腳踏車，15 下

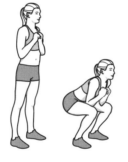

5 深蹲跳，40 秒

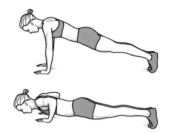

6 伏地挺身，15 下

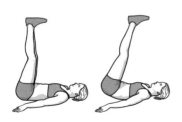

7 提髖，15 下

14 全身訓練 4 （中階）

訓練器材：穩定的椅子或箱子
訓練時間：35 分鐘

	動作	次數／時間	組間休息	組數	強度	說明頁
1	交互蹲跳	40 秒	20 秒	3	1	122
2	平板超人	40 秒	20 秒	3	2	127
3	俯臥 T 字訓練	15 下	20 秒	3	1	124
4	雙槓撐體	15 下	20 秒	3	1	123
5	原地衝刺	40 秒	20 秒	3	1	120
6	側棒式	40 秒	20 秒	3	2	129
7	太空椅	40 秒	20 秒	3	1	135
8	弓步蹲	15 下	20 秒	3	1	136
9	棒式	40 秒	20 秒	3	2	127
10	雙腳抬高橋式	15 下	20 秒	3	1	138

每個動作 3 組，組間休息 20 秒

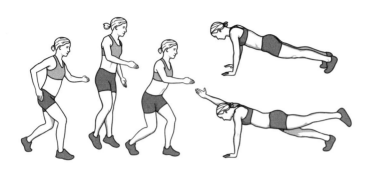
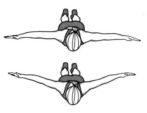

1 交互蹲跳，40 秒　　　　2 平板超人，40 秒　　　　3 俯臥 T 字訓練，15 下

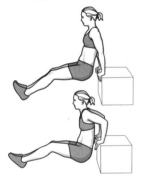
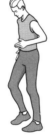
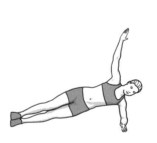
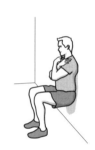

4 雙槓撐體，15 下　　5 原地衝刺，40 秒　　6 側棒式，40 秒　　7 太空椅，40 秒

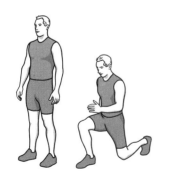
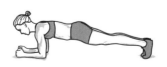
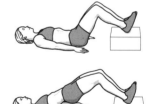

8 弓步蹲，15 下　　　　9 棒式，40 秒　　　　10 雙腳抬高橋式，15 下

15 全身訓練 5 （中階）

訓練器材：穩定的盒子或箱子、桌子
訓練時間：35 分鐘

	動作	次數／時間	組間休息	組數	強度	說明頁
1	後腳抬高蹲	15 下	20 秒	3	2	137
2	反手划船	15 下	20 秒	3	2	125
3	空踩腳踏車	15 下	20 秒	3	2	132
4	棒式	40 秒	20 秒	3	2	127
5	橋式抬腿	40 秒	20 秒	3	2	134
6	俯臥游泳	40 秒	20 秒	3	1	128
7	側棒式髖外轉	15 下	20 秒	3	2	130
8	屈膝轉體	40 秒	20 秒	3	1	133
9	側蹲	15 下	20 秒	3	1	137
10	屈膝擺手	40 秒	20 秒	3	1	123

每個動作 3 組，組間休息 20 秒

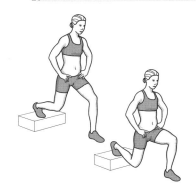

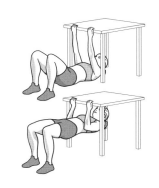

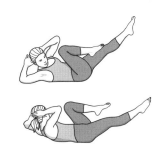

1 後腳抬高蹲，15 下

2 反手划船，15 下

3 空踩腳踏車，15 下

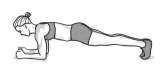

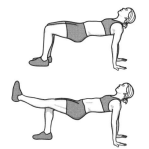

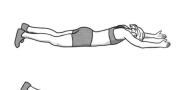

4 棒式，40 秒

5 橋式抬腿，40 秒

6 俯臥游泳，40 秒

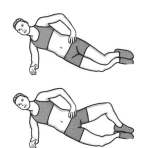

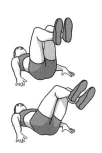

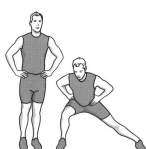

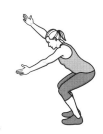

7 側棒式髖外轉，
15 下

8 屈膝轉體，40 秒

9 側蹲，15 下

10 屈膝擺手，40 秒

16 全身訓練 6 （中階）

訓練器材：毛巾
訓練時間：25 分鐘

	動作	次數／時間	組間休息	組數	強度	說明頁
1	滑板登山者	40 秒	20 秒	2	1	128
2	深蹲跳	40 秒	20 秒	2	1	121
3	側棒式	40 秒	20 秒	2	2	129
4	單腳橋式	15 下	20 秒	2	1	138
5	伏地挺身	15 下	20 秒	2	2	123
6	原地衝刺	40 秒	20 秒	2	1	120
7	滑板側蹲	15 下	20 秒	2	2	137
8	反向撐體抬腿	40 秒	20 秒	2	1	134
9	抬腿觸膝	40 秒	20 秒	2	2	131
10	開合跳	40 秒	20 秒	2	1	120

每個動作 2 組，組間休息 20 秒

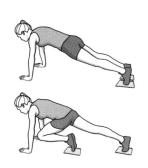

1 滑板登山者，40 秒

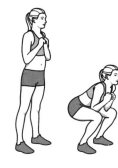

2 深蹲跳，40 秒

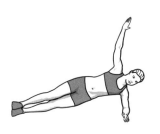

3 側棒式，40 秒

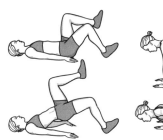

4 單腳橋式，15 下

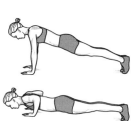

5 伏地挺身，15 下

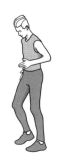

6 原地衝刺，40 秒

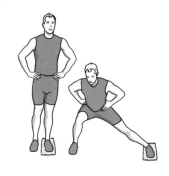

7 滑板側蹲，15 下

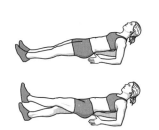
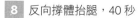

8 反向撐體抬腿，40 秒

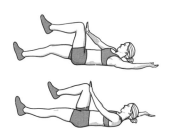

9 抬腿觸膝，40 秒

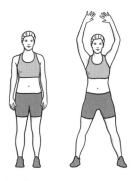

10 開合跳，40 秒

17 全身訓練 7（中階）

訓練器材：穩定的盒子或箱子、桌子
訓練時間：30 分鐘

❶ ❷ ❸

	動作	次數／時間	組間休息	組數	強度	說明頁
1	後腳抬高蹲	20 下	20 秒	4	2	137
2	伏地挺身	20 下	20 秒	4	2	123
3	動態側棒式	20 下	20 秒	4	2	129
4	反手划船	20 下	20 秒	4	2	125
5	俯臥 W 字訓練	40 秒	20 秒	4	1	124

每個動作 4 組，組間休息 20 秒

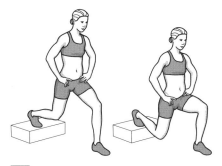

1 後腳抬高蹲，20 下

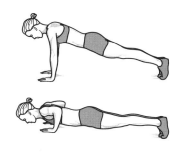

2 伏地挺身，20 下

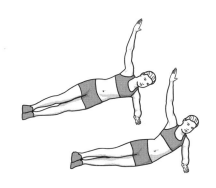

3 動態側棒式，20 下

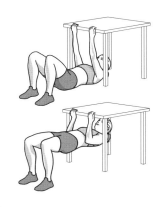

4 反手划船，20 下

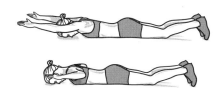

5 俯臥 W 字訓練，40 秒

18 全身訓練 8 （中階）

訓練器材：毛巾、穩定的椅子或箱子
訓練時間：30 分鐘

	動作	次數／時間	組間休息	組數	強度	說明頁
1	原地高抬腿跳	40 秒	20 秒	4	1	121
2	滑板弓步蹲	20 下	20 秒	4	2	136
3	雙槓撐體	20 下	20 秒	4	1	123
4	過頭肩關節伸展	40 秒	20 秒	4	1	124
5	平板超人	40 秒	20 秒	4	2	127
6	滑板屈腿	20 下	20 秒	4	1	138

每個動作 4 組，組間休息 20 秒

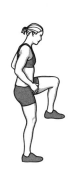

1 原地高抬腿跳，40 秒

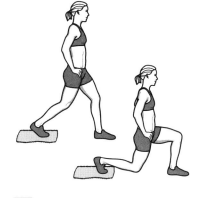

2 滑板弓步蹲，20 下

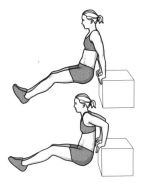

3 雙槓撐體，20 下

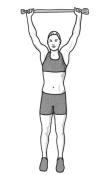

4 過頭肩關節伸展，40 秒

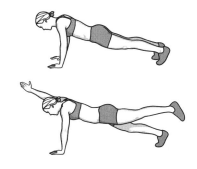

5 平板超人，40 秒

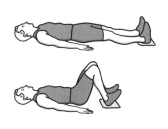

6 滑板屈腿，20 下

19 全身訓練 9 （中階）

訓練器材：穩定的盒子或箱子
訓練時間：35 分鐘

	動作	次數／時間	組間休息	組數	強度	說明頁
1	交互蹲跳	40 秒	20 秒	4	1	122
2	側棒式腿外展	20 下	20 秒	4	2	130
3	伏地挺身	20 下	20 秒	4	2	123
4	直膝捲腹	20 下	20 秒	4	2	125
5	高抬腿交叉跳	40 秒	20 秒	4	1	121
6	捲腹	20 下	20 秒	4	1	131
7	屈膝轉體	40 秒	20 秒	4	1	133
8	雙腳抬高橋式	20 下	20 秒	4	1	138

每個動作 4 組，組間休息 20 秒

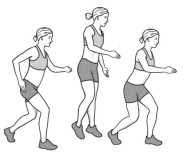

1 交互蹲跳，40 秒

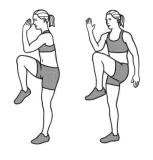

2 側棒式腿外展，20 下

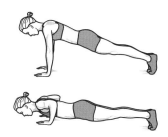

3 伏地挺身，20 下

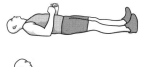

4 直膝捲腹，20 下

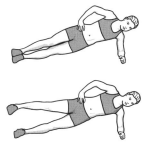

5 高抬腿交叉跳，40 秒

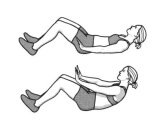

6 捲腹，20 下

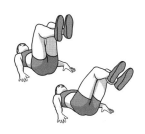

7 屈膝轉體，40 秒

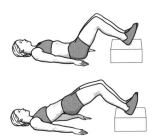

8 雙腳抬高橋式，20 下

20 全身訓練 10 （中階）

訓練器材：穩定的椅子或箱子
訓練時間：45 分鐘

	動作	次數／時間	組間休息	組數	強度	說明頁
1	四足跪姿抬手	40 秒	20 秒	3	1	127
2	單腳橋式	20 下	20 秒	3	1	138
3	棒式抬腿	40 秒	20 秒	3	2	128
4	直膝捲腹	20 下	20 秒	3	2	125
5	雙槓撐體	20 下	20 秒	3	1	123
6	後腳抬高蹲	20 下	20 秒	3	2	137
7	四足跪姿捲腹	20 下	20 秒	3	1	126
8	提髖	20 下	20 秒	3	2	132
9	橋式抬腿	40 秒	20 秒	3	2	134
10	屈膝轉體	40 秒	20 秒	3	1	133
11	側蹲	20 下	20 秒	3	1	137
12	俯臥 T 字訓練	20 下	20 秒	3	1	124

每個動作 3 組，組間休息 20 秒

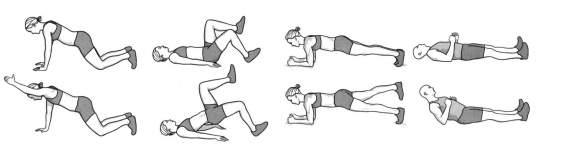

1 四足跪姿抬手，40 秒　　2 單腳橋式，20 下　　3 棒式抬腿，40 秒　　4 直膝捲腹，20 下

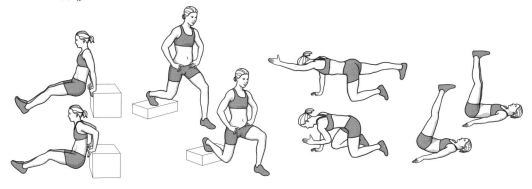

5 雙槓撐體，20 下　　6 後腳抬高蹲，20 下　　7 四足跪姿捲腹，20 下　　8 提髖，20 下

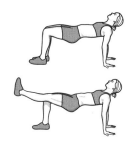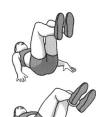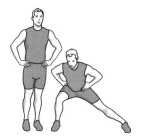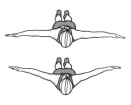

9 橋式抬腿，40 秒　　10 屈膝轉體，40 秒　　11 側蹲，20 下　　12 俯臥 T 字訓練，20 下

21 全身訓練 1（高階）

訓練器材：穩定的椅子或箱子
訓練時間：15 分鐘

	動作	次數／時間	組間休息	組數	強度	說明頁
1	開合跳	45 秒	15 秒	2	1	120
2	側 T 字腿外展	15 下	15 秒	2	3	130
3	直膝轉體	45 秒	15 秒	2	3	133
4	後腳抬高伏地挺身	15 下	15 秒	2	3	123
5	弓步蹲跳	45 秒	15 秒	2	3	122
6	俯臥游泳	45 秒	15 秒	2	1	128
7	棒式抬腿	45 秒	15 秒	2	2	128
8	單腳橋式	15 下	15 秒	2	1	138

每個動作 2 組，組間休息 15 秒

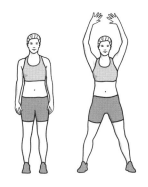

1 開合跳，45 秒

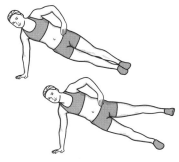

2 側 T 字腿外展，15 下

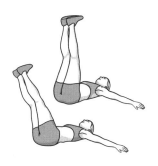

3 直膝轉體，45 秒

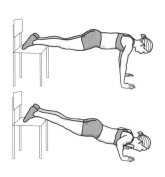

4 後腳抬高伏地挺身，15 下

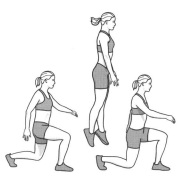

5 弓步蹲跳，45 秒

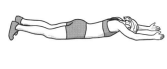
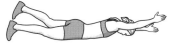

6 俯臥游泳，45 秒

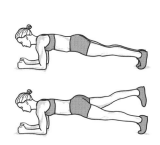

7 棒式抬腿，45 秒

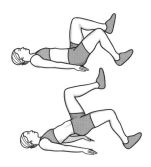

8 單腳橋式，15 下

22 全身訓練 2 （高階）

訓練器材：穩定的椅子、箱子或盒子，引體向上拉桿
或棒子

訓練時間：30 分鐘

	動作	次數／時間	組間休息	組數	強度	說明頁
1	原地衝刺	45 秒	20 秒	3	1	120
2	抬腿	15 下	20 秒	3	3	133
3	雙槓撐體	15 下	20 秒	3	1	123
4	直膝轉體	45 秒	20 秒	3	3	133
5	單腳深蹲	15 下	20 秒	3	3	135
6	引體向上	15 下	20 秒	3	3	125
7	動態側棒式	15 下	20 秒	3	2	129
8	跳箱	15 下	20 秒	3	3	136
9	伏地挺身	15 下	20 秒	3	2	123
10	抬腿觸膝	45 秒	20 秒	3	2	131

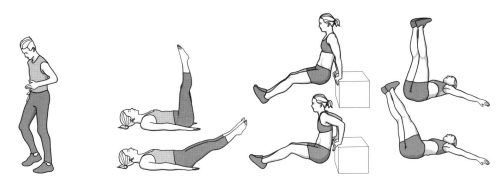

1 原地衝刺，45 秒　　**2** 抬腿，15 下　　**3** 雙槓撐體，15 下　　**4** 直膝轉體，45 秒

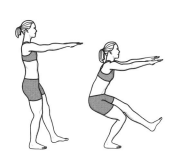

5 單腳深蹲，15 下

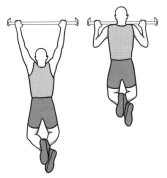

6 引體向上，15 下

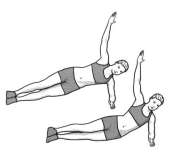

7 動態側棒式，15 下

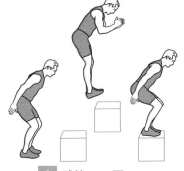

8 跳箱，15 下

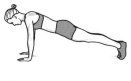

9 伏地挺身，15 下

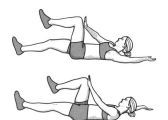

10 抬腿觸膝，45 秒

23 全身訓練 3（高階）

訓練器材：毛巾、穩定的椅子或箱子
訓練時間：30 分鐘

	動作	次數／時間	組間休息	組數	強度	說明頁
1	滑板弓步蹲	20 下	20 秒	3	2	136
2	滑板屈腿	20 下	20 秒	3	1	138
3	空踩腳踏車	20 下	20 秒	3	2	132
4	棒式	60 秒	20 秒	3	2	127
5	滑板側蹲	20 下	20 秒	3	2	137
6	後腳抬高伏地挺身	20 下	20 秒	3	3	123
7	滑板登山者	60 秒	20 秒	3	1	128
8	雙腳抬高橋式	20 下	20 秒	3	1	138

每個動作 3 組，組間休息 20 秒

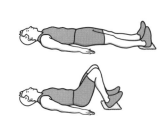

1 滑板弓步蹲，20 下

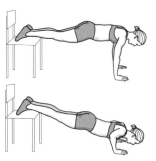

2 滑板屈腿，20 下

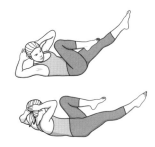

3 空踩腳踏車，20 下

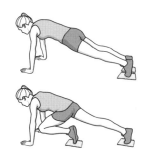

4 棒式，60 秒

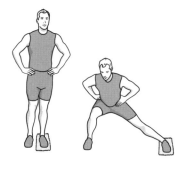

5 滑板側蹲，20 下

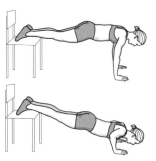

6 後腳抬高伏地挺身，20 下

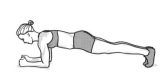

7 滑板登山者，60 秒

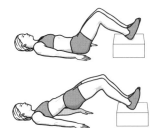

8 雙腳抬高橋式，20 下

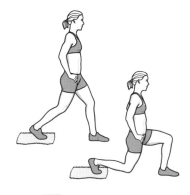

24 全身訓練 4（高階）

訓練器材：穩定的盒子或箱子，引體向上拉桿或棒子
訓練時間：20 分鐘

	動作	次數／時間	組間休息	組數	強度	說明頁
1	引體向上	15 下	20 秒	4	3	125
2	跳箱	15 下	20 秒	4	3	136
3	伏地挺身	15 下	20 秒	4	2	123
4	抬腿觸膝	45 秒	20 秒	4	2	131
5	弓步蹲跳	45 秒	20 秒	4	3	122

每個動作 4 組，組間休息 20 秒

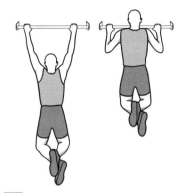

1 引體向上，15 下

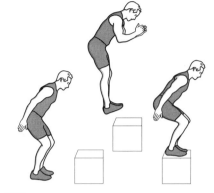

2 跳箱，15 下

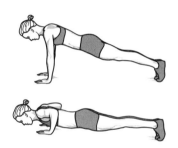

3 伏地挺身，15 下

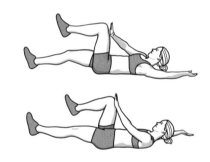

4 抬腿觸膝，45 秒

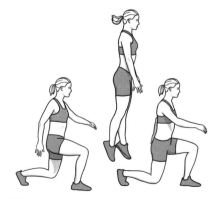

5 弓步蹲跳，45 秒

25 全身訓練 5（高階）

訓練器材：穩定的椅子或箱子
訓練時間：40 分鐘

❶ ❷ ❸

	動作	次數／時間	組間休息	組數	強度	說明頁
1	開合跳	60 秒	20 秒	3	1	120
2	棒式抬腿	60 秒	20 秒	3	2	128
3	側 T 字腿外展	20 下	20 秒	3	3	130
4	高抬腿交叉跳	60 秒	20 秒	3	1	121
5	四足跪姿捲腹	20 下	20 秒	3	1	126
6	俯臥 W 字訓練	60 秒	20 秒	3	1	124
7	弓步蹲跳	60 秒	20 秒	3	3	122
8	雙槓撐體	20 下	20 秒	3	1	123
9	深蹲跳	60 秒	20 秒	3	1	121
10	伏地挺身	20 下	20 秒	3	2	123

每個動作 3 組，組間休息 20 秒

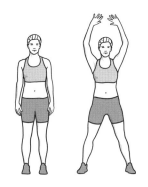

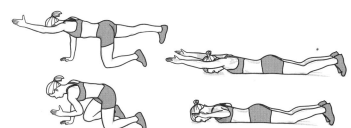

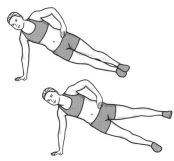

1 開合跳，60 秒　　　**2** 棒式抬腿，60 秒　　　**3** 側 T 字腿外展，20 下

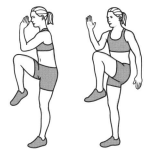

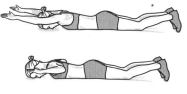

4 高抬腿交叉跳，60 秒　　**5** 四足跪姿捲腹，20 下　　**6** 俯臥 W 字訓練，60 秒

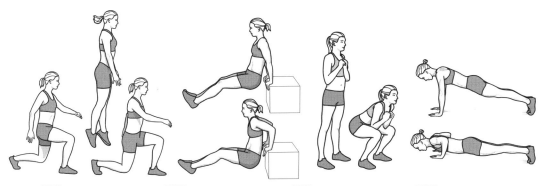

7 弓步蹲跳，60 秒　　**8** 雙槓撐體，20 下　　**9** 深蹲跳，60 秒　　**10** 伏地挺身，20 下

26 核心訓練 1

訓練器材：無
訓練時間：15 分鐘

① ② ③

	動作	次數／時間	組間休息	組數	強度	說明頁
1	鳥狗式	30 秒	20 秒	2	1	126
2	跪姿側棒式	30 秒	20 秒	2	1	129
3	俯臥游泳	30 秒	20 秒	2	1	128
4	捲腹	20 下	20 秒	2	1	131
5	屈膝轉體	30 秒	20 秒	2	1	133
6	四足跪姿抬膝	30 秒	20 秒	2	1	126

每個動作 2 組，組間休息 20 秒

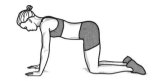
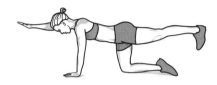

1 鳥狗式，30 秒

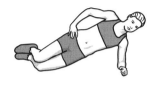

2 跪姿側棒式，30 秒

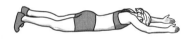
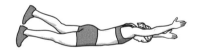

3 俯臥游泳，30 秒

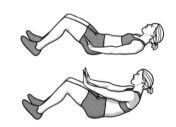

4 捲腹，20 下

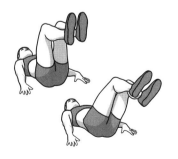

5 屈膝轉體，30 秒

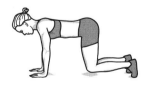

6 四足跪姿抬膝，30 秒

27 核心訓練 2

訓練器材：無
訓練時間：15 分鐘

① ② ③

	動作	次數／時間	組間休息	組數	強度	說明頁
1	棒式	40 秒	20 秒	2	2	127
2	動態側棒式	15 下	20 秒	2	2	129
3	俯臥游泳	40 秒	20 秒	2	1	128
4	抬腿觸膝	40 秒	20 秒	2	2	131
5	平板超人	40 秒	20 秒	2	2	127
6	屈膝轉體	40 秒	20 秒	2	1	133

每個動作 2 組，組間休息 20 秒

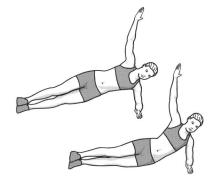

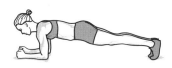

1 棒式，40 秒

2 動態側棒式，15 下

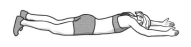

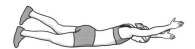

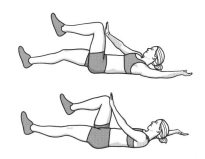

3 俯臥游泳，40 秒

4 抬腿觸膝，40 秒

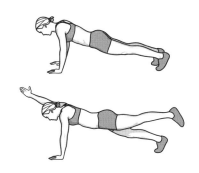

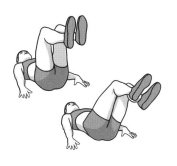

5 平板超人，40 秒

6 屈膝轉體，40 秒

28 核心訓練 3

訓練器材：無
訓練時間：15 分鐘

①②**③**

	動作	次數／時間	組間休息	組數	強度	說明頁
1	棒式抬腿	45 秒	20 秒	2	2	128
2	側 T 字腿外展	20 下	20 秒	2	3	130
3	提髖	20 下	20 秒	2	2	132
4	直膝轉體	45 秒	20 秒	2	3	133
5	空踩腳踏車	20 下	20 秒	2	2	132
6	抬腿	20 下	20 秒	2	3	133

每個動作 2 組，組間休息 20 秒

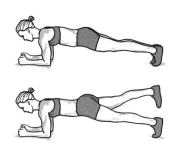

1 棒式抬腿，45 秒

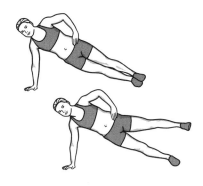

2 側 T 字腿外展，20 下

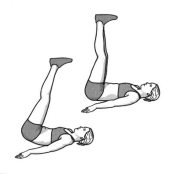

3 提髖，20 下

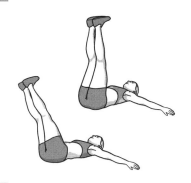

4 直膝轉體，45 秒

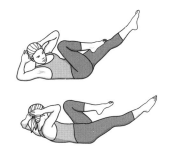

5 空踩腳踏車，20 下

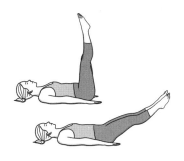

6 抬腿，20 下

29 腹、臀、腿訓練 1

訓練器材：無
訓練時間：20 分鐘

①②③

	動作	次數／時間	組間休息	組數	強度	說明頁
1	深蹲	20 下	20 秒	2	1	134
2	捲腹	20 下	20 秒	2	1	131
3	跪姿側棒式	30 秒	20 秒	2	1	129
4	側蹲	20 下	20 秒	2	1	137
5	四足跪姿捲腹	20 下	20 秒	2	1	126
6	四足跪姿抬手	30 秒	20 秒	2	1	127
7	橋式	20 下	20 秒	2	1	138

每個動作 2 組，組間休息 20 秒

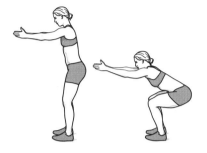

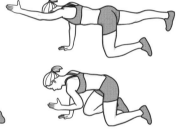

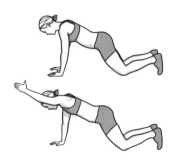

1 深蹲，20 下

2 捲腹，20 下

3 跪姿側棒式，30 秒

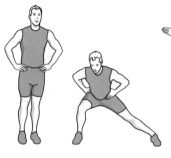

4 側蹲，20 下

5 四足跪姿捲腹，20 下

6 四足跪姿抬手，30 秒

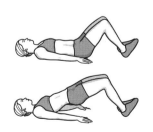

7 橋式，20 下

30 腹、臀、腿訓練 2

訓練器材：毛巾
訓練時間：20 分鐘

	動作	次數／時間	組間休息	組數	強度	說明頁
1	滑板弓步蹲	20 下	20 秒	2	2	136
2	滑板登山者	45 秒	20 秒	2	1	128
3	滑板屈腿	20 下	20 秒	2	1	138
4	側棒式髖外展	20 下	20 秒	2	2	130
5	抬腿觸膝	45 秒	20 秒	2	2	131
6	滑板側蹲	20 下	20 秒	2	2	137

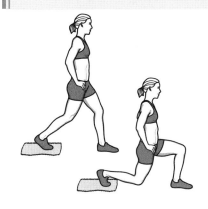

1 滑板弓步蹲，20 下

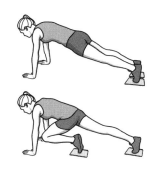

2 滑板登山者，45 秒

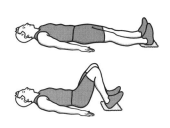

3 滑板屈腿，20 下

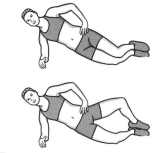

4 側棒式髖外展，20 下

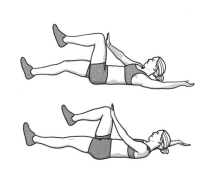

5 抬腿觸膝，45 秒

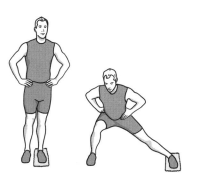

6 滑板側蹲，20 下

31 腹、臀、腿訓練 3

訓練器材：穩定的盒子或箱子
訓練時間：15 分鐘

① ② ③

	動作	次數／時間	組間休息	組數	強度	說明頁
1	深蹲跳	45 秒	20 秒	2	1	121
2	空踩腳踏車	20 下	20 秒	2	2	132
3	側棒式腿外展	20 下	20 秒	2	2	130
4	弓步蹲跳	45 秒	20 秒	2	3	122
5	棒式抬腿	45 秒	20 秒	2	2	128
6	雙腳抬高橋式	20 下	20 秒	2	1	138
7	抬腿	20 下	20 秒	2	3	133

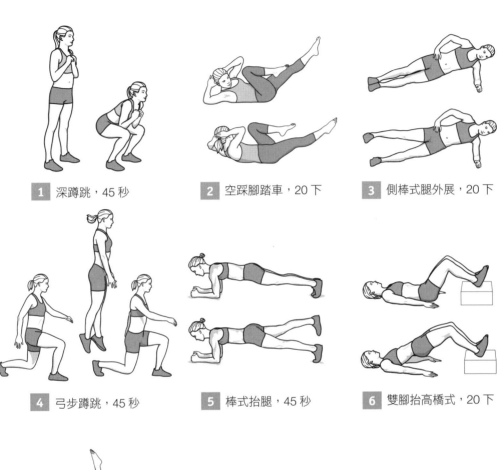

1 深蹲跳，45 秒　　　**2** 空踩腳踏車，20 下　　　**3** 側棒式腿外展，20 下

4 弓步蹲跳，45 秒　　　**5** 棒式抬腿，45 秒　　　**6** 雙腳抬高橋式，20 下

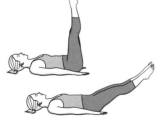

7 抬腿，20 下

32 背部訓練 1

訓練器材：毛巾
訓練時間：15分鐘

① ② ③

	動作	次數／時間	組間休息	組數	強度	說明頁
1	鳥狗式	30 秒	20 秒	2	1	126
2	過頭肩關節伸展	30 秒	20 秒	2	1	124
3	屈膝擺手	30 秒	20 秒	2	1	123
4	跪姿側棒式	30 秒	20 秒	2	1	129
5	早安式	15 下	20 秒	2	1	135
6	俯臥 T 字訓練	15 下	20 秒	2	1	124

每個動作 2 組，組間休息 20 秒

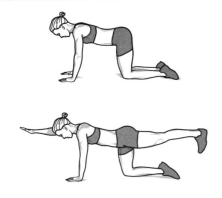

1 鳥狗式，30 秒

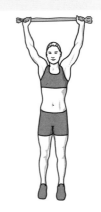

2 過頭肩關節伸展，30 秒

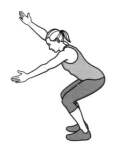

3 屈膝擺手，30 秒

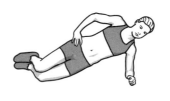

4 跪姿側棒式，30 秒

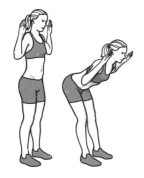

5 早安式，15 下

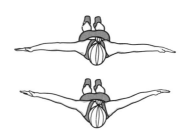

6 俯臥 T 字訓練，15 下

33 背部訓練 2

訓練器材：桌子
訓練時間：15 分鐘

	動作	次數／時間	組間休息	組數	強度	說明頁
1	四足跪姿抬手	40 秒	20 秒	2	1	127
2	側棒式	40 秒	20 秒	2	2	129
3	俯臥 W 字訓練	40 秒	20 秒	2	1	124
4	棒式	40 秒	20 秒	2	2	127
5	直膝捲腹	20 下	20 秒	2	2	125
6	四足跪姿抬膝	40 秒	20 秒	2	1	126
7	反手划船	20 下	20 秒	2	2	125

每個動作 2 組，組間休息 20 秒

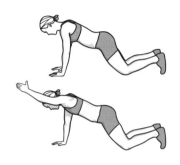

1　四足跪姿抬手，40 秒

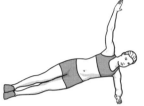

2　側棒式，40 秒

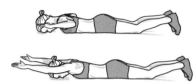

3　俯臥 W 字訓練，40 秒

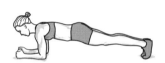

4　棒式，40 秒

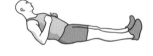

5　直膝捲腹，20 下

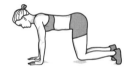

6　四足跪姿抬膝，40 秒

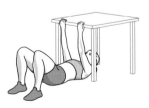

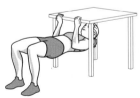

7　反手划船，20 下

34 背部訓練 3

訓練器材：引體向上拉桿或棒子
訓練時間：20 分鐘

① ② ❸

	動作	次數／時間	組間休息	組數	強度	說明頁
1	平板超人	45 秒	20 秒	2	2	127
2	側棒式	45 秒	20 秒	2	2	129
3	引體向上	15 下	20 秒	2	3	125
4	俯臥 T 字訓練	15 下	20 秒	2	1	124
5	直膝轉體	45 秒	20 秒	2	3	133
6	棒式抬腿	45 秒	20 秒	2	2	128
7	俯臥游泳	45 秒	20 秒	2	1	128
8	單腳橋式	15 下	20 秒	2	1	138

每個動作 2 組，組間休息 20 秒

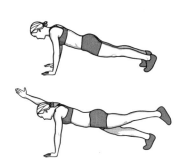

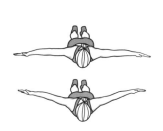

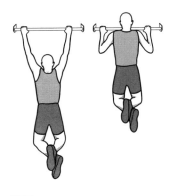

1 平板超人，45 秒

2 側棒式，45 秒

3 引體向上，15 下

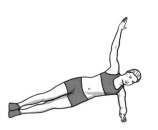

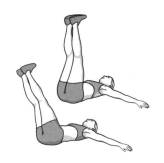

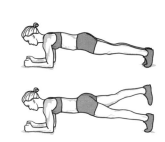

4 俯臥 T 字訓練，15 下

5 直膝轉體，45 秒

6 棒式抬腿，45 秒

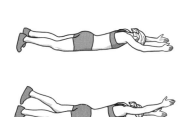

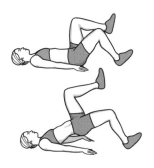

7 俯臥游泳，45 秒

8 單腳橋式，15 下

35 臀部訓練 1

訓練器材：無
訓練時間：15 分鐘

① ② ③

	動作	次數／時間	組間休息	組數	強度	說明頁
1	弓步蹲	15 下	20 秒	3	1	136
2	單腳橋式	15 下	20 秒	3	1	138
3	交互蹲跳	30 秒	20 秒	3	1	122
4	側棒式髖外展	15 下	20 秒	3	2	130
5	深蹲跳	30 秒	20 秒	3	1	121

每個動作 3 組，組間休息 20 秒

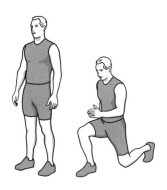

1 弓步蹲，15 下

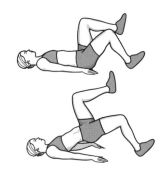

2 單腳橋式，15 下

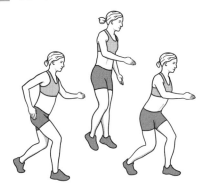

3 交互蹲跳，30 秒

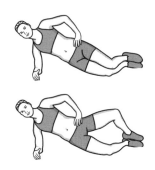

4 側棒式髖外展，15 下

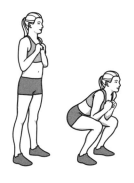

5 深蹲跳，30 秒

36 臀部訓練 2

訓練器材：毛巾、穩定的盒子或箱子
訓練時間：20 分鐘

①❷❸

	動作	次數／時間	組間休息	組數	強度	說明頁
1	滑板弓步蹲	20 下	20 秒	2	2	136
2	側棒式腿外展	20 下	20 秒	2	2	130
3	深蹲跳	40 秒	20 秒	2	1	121
4	雙腳抬高橋式	20 下	20 秒	2	1	138
5	滑板側蹲	20 下	20 秒	2	2	137
6	弓步蹲跳	40 秒	20 秒	2	3	122

每個動作 2 組，組間休息 20 秒

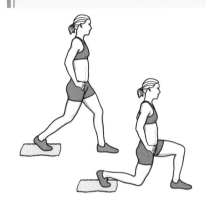

1 滑板弓步蹲，20 下

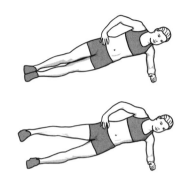

2 側棒式腿外展，20 下

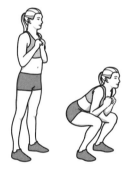

3 深蹲跳，40 秒

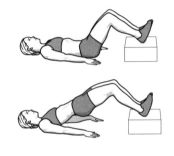

4 雙腳抬高橋式，20 下

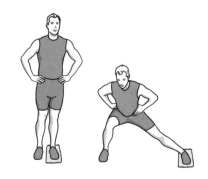

5 滑板側蹲，20 下

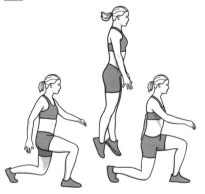

6 弓步蹲跳，40 秒

37 手臂訓練

訓練器材：桌子、穩定的椅子或箱子
訓練時間：15 分鐘

① ② ③

	動作	次數／時間	組間休息	組數	強度	說明頁
1	跪姿伏地挺身	15 下	20 秒	4	1	122
2	反手划船	15 下	20 秒	4	2	125
3	俯臥 T 字訓練	15 下	20 秒	4	1	124
4	雙槓撐體	15 下	20 秒	4	1	123

每個動作 4 組，組間休息 20 秒

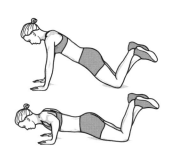

1 跪姿伏地挺身，15 下

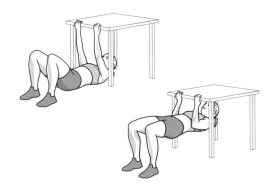

2 反手划船，15 下

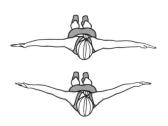

3 俯臥 T 字訓練，15 下

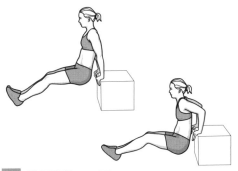

4 雙槓撐體，15 下

38 心肺耐力訓練 1

訓練器材：無
訓練時間：15 分鐘

	動作	次數／時間	組間休息	組數	強度	說明頁
1	開合跳	30 秒	30 秒	3	1	120
2	抬腿觸膝	30 秒	30 秒	3	2	131
3	原地衝刺	30 秒	30 秒	3	1	120
4	屈膝擺手	30 秒	30 秒	3	1	123
5	原地高抬腿跳	30 秒	30 秒	3	1	121

每個動作 3 組，組間休息 30 秒

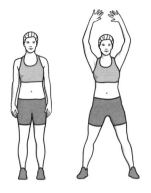

1 開合跳，30 秒

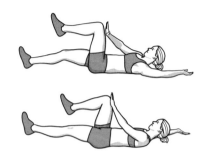

2 抬腿觸膝，30 秒

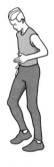

3 原地衝刺，30 秒

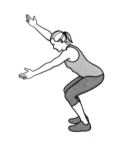

4 屈膝擺手，30 秒

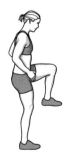

5 原地高抬腿跳，30 秒

39 心肺耐力訓練 2

訓練器材：毛巾、穩定的盒子或箱子
訓練時間：15 分鐘

1 **2** **3**

	動作	次數／時間	組間休息	組數	強度	說明頁
1	高抬腿交叉跳	40 秒	30 秒	3	1	121
2	滑板登山者	40 秒	30 秒	3	1	128
3	交互蹲跳	40 秒	30 秒	3	1	122
4	俯臥游泳	40 秒	30 秒	3	1	128
5	跳箱	15 下	30 秒	3	3	136

每個動作 3 組，組間休息 30 秒

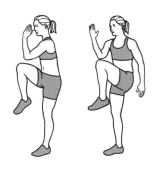

1 高抬腿交叉跳，40 秒

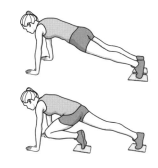

2 滑板登山者，40 秒

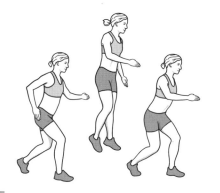

3 交互蹲跳，40 秒

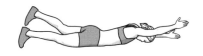

4 俯臥游泳，40 秒

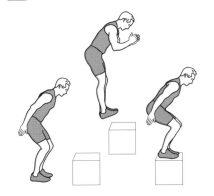

5 跳箱，15 下

40 快速瘦身訓練 1

訓練器材：無
訓練時間：15 分鐘

1 2 3

	動作	次數／時間	組間休息	組數	強度	說明頁
1	開合跳	30 秒	20 秒	2	1	120
2	跪姿伏地挺身	15 下	20 秒	2	1	122
3	跪姿側棒式	30 秒	20 秒	2	1	129
4	弓步蹲	15 下	20 秒	2	1	136
5	單腳橋式	15 下	20 秒	2	1	138
6	抬腿觸膝	30 秒	20 秒	2	2	131

每個動作 2 組，組間休息 20 秒

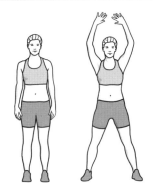

1 開合跳，30 秒

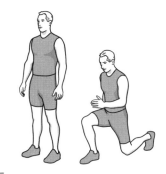

2 跪姿伏地挺身，15 下

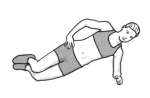

3 跪姿側棒式，30 秒

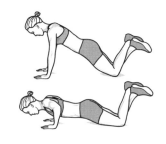

4 弓步蹲，15 下

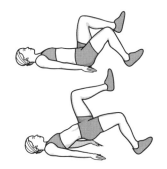

5 單腳橋式，15 下

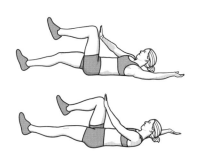

6 抬腿觸膝，30 秒

41 快速瘦身訓練 2

訓練器材：穩定的椅子或箱子
訓練時間：15 分鐘

② ③

	動作	次數／時間	組間休息	組數	強度	說明頁
1	原地跳繩	40 秒	20 秒	2	1	120
2	四足跪姿捲腹	15 下	20 秒	2	1	126
3	雙槓撐體	15 下	20 秒	2	1	123
4	後腳抬高蹲	15 下	20 秒	2	2	137
5	直膝捲腹	15 下	20 秒	2	2	125
6	高抬腿交叉跳	40 秒	20 秒	2	1	121
7	側棒式腿外展	15 下	20 秒	2	2	130

每個動作 2 組，組間休息 20 秒

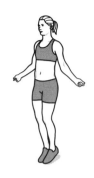

1 原地跳繩，40 秒

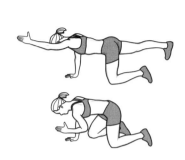

2 四足跪姿捲腹，15 下

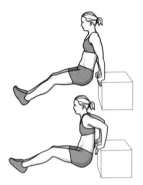

3 雙槓撐體，15 下

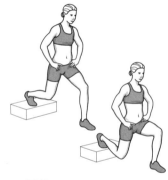

4 後腳抬高蹲，15 下

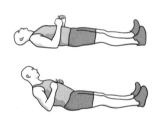

5 直膝捲腹，15 下

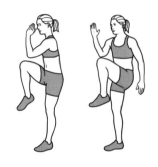

6 高抬腿交叉跳，40 秒

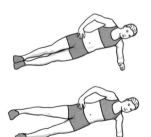

7 側棒式腿外展，15 下

42 跑者專用訓練

訓練器材：毛巾
訓練時間：20 分鐘

① ❷ ③

	動作	次數／時間	組間休息	組數	強度	說明頁
1	滑板弓步蹲	20 下	20 秒	2	2	136
2	側棒式	40 秒	20 秒	2	2	129
3	棒式抬腿	40 秒	20 秒	2	2	128
4	單腳橋式	20 下	20 秒	2	1	138
5	俯臥 T 字訓練	20 下	20 秒	2	1	124
6	滑板屈腿	20 下	20 秒	2	1	138
7	屈膝轉體	40 秒	20 秒	2	1	133

每個動作 2 組，組間休息 20 秒

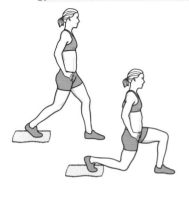

1 滑板弓步蹲，20 下

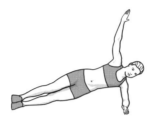

2 側棒式，40 秒

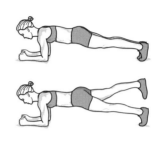

3 棒式抬腿，40 秒

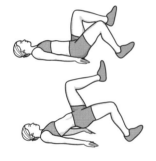

4 單腳橋式，20 下

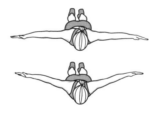

5 俯臥 T 字訓練，20 下

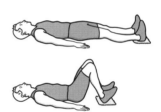

6 滑板屈腿，20 下

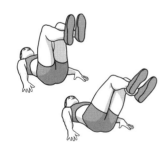

7 屈膝轉體，40 秒

43 高爾夫專用訓練

訓練器材：無
訓練時間：25 分鐘

① ② ③

	動作	次數／時間	組間休息	組數	強度	說明頁
1	四足跪姿抬手	30 秒	20 秒	3	1	127
2	俯臥 T 字訓練	15 下	20 秒	3	1	124
3	跪姿伏地挺身	15 下	20 秒	3	1	122
4	單腳橋式	15 下	20 秒	3	1	138
5	屈膝轉體	30 秒	20 秒	3	1	133
6	早安式	15 下	20 秒	3	1	135
7	側棒式髖外展	15 下	20 秒	3	2	130
8	棒式抬腿	30 秒	20 秒	3	2	128

每個動作 3 組，組間休息 20 秒

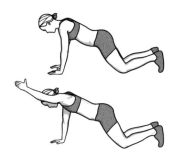

1 四足跪姿抬手，30 秒

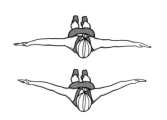

2 俯臥 T 字訓練，15 下

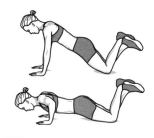

3 跪姿伏地挺身，15 下

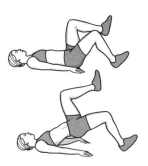

4 單腳橋式，15 下

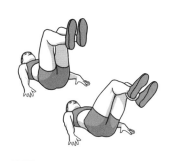

5 屈膝轉體，30 秒

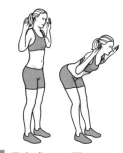

6 早安式，15 下

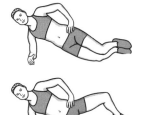

7 側棒式髖外展，15 下

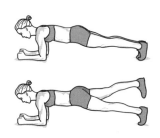

8 棒式抬腿，30 秒

44 游泳專用訓練

訓練器材：穩定的椅子或箱子
訓練時間：20 分鐘

	動作	次數／時間	組間休息	組數	強度	說明頁
1	四足跪姿捲腹	15 下	20 秒	2	1	126
2	俯臥 W 字訓練	40 秒	20 秒	2	1	124
3	伏地挺身	15 下	20 秒	2	2	123
4	反手撐體抬腳	40 秒	20 秒	2	1	134
5	側棒式腿外展	15 下	20 秒	2	2	130
6	弓步蹲	15 下	20 秒	2	1	136
7	直膝捲腹	15 下	20 秒	2	2	125
8	空踩腳踏車	15 下	20 秒	2	2	132
9	俯臥 T 字訓練	15 下	20 秒	2	1	124
10	雙槓撐體	15 下	20 秒	2	1	123

每個動作 2 組，組間休息 20 秒

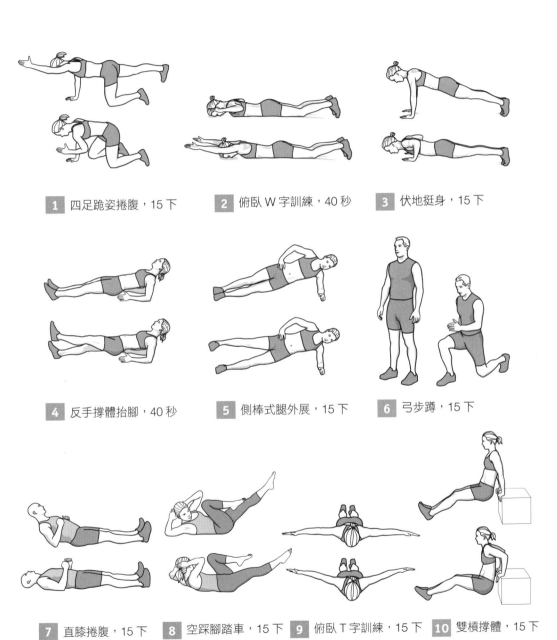

1 四足跪姿捲腹，15 下

2 俯臥 W 字訓練，40 秒

3 伏地挺身，15 下

4 反手撐體抬腳，40 秒

5 側棒式腿外展，15 下

6 弓步蹲，15 下

7 直膝捲腹，15 下

8 空踩腳踏車，15 下

9 俯臥 T 字訓練，15 下

10 雙槓撐體，15 下

45 格鬥專用訓練

訓練器材：引體向上拉桿或棒子，穩定的盒子或箱子
訓練時間：30 分鐘

① ② **③**

	動作	次數／時間	組間休息	組數	強度	說明頁
1	原地跳繩	60 秒	20 秒	3	1	120
2	後腳抬高伏地挺身	15 下	20 秒	3	3	123
3	引體向上	15 下	20 秒	3	3	125
4	直膝轉體	60 秒	20 秒	3	3	133
5	跳箱	15 下	20 秒	3	3	136
6	抬腿觸膝	60 秒	20 秒	3	2	131
7	側棒式	60 秒	20 秒	3	2	129
8	交互蹲跳	60 秒	20 秒	3	1	122

每個動作 3 組，組間休息 20 秒

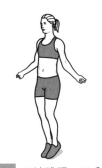

1 原地跳繩，60 秒

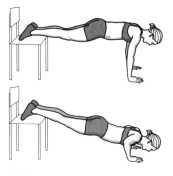

2 後腳抬高伏地挺身，15 下

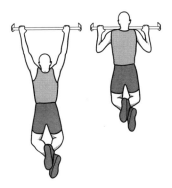

3 引體向上，15 下

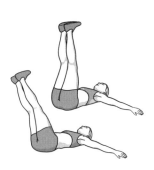

4 直膝轉體，60 秒

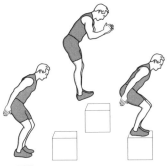

5 跳箱，15 下

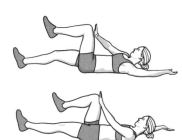

6 抬腿觸膝，60 秒

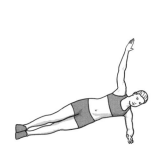

7 側棒式，60 秒

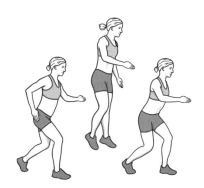

8 交互蹲跳，60 秒

46 足球專用訓練

訓練器材：毛巾、穩定的盒子或箱子
訓練時間：30 分鐘

① ❷ ③

	動作	次數／時間	組間休息	組數	強度	說明頁
1	原地衝刺	60 秒	20 秒	2	1	120
2	平板超人	60 秒	20 秒	2	2	127
3	側棒式腿外展	20 下	20 秒	2	2	130
4	後腳抬高蹲	20 下	20 秒	2	2	137
5	伏地挺身	20 下	20 秒	2	2	123
6	原地跳繩	60 秒	20 秒	2	1	120
7	滑板側蹲	20 下	20 秒	2	2	137
8	直膝轉體	60 秒	20 秒	2	3	133

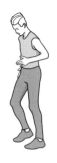

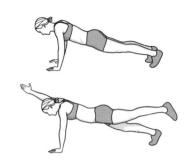

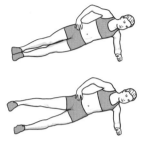

1　原地衝刺，60 秒　　　2　平板超人，60 秒　　　3　側棒式腿外展，20 下

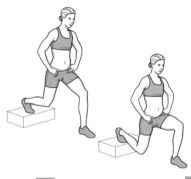

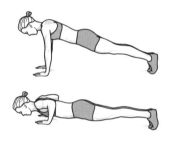

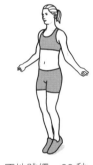

4　後腳抬高蹲，20 下　　5　伏地挺身，20 下　　　6　原地跳繩，60 秒

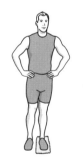

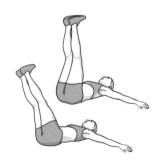

7　滑板側蹲，20 下　　　8　直膝轉體，60 秒

47 自行車專用訓練

訓練器材：無
訓練時間：25 分鐘

	動作	次數／時間	組間休息	組數	強度	說明頁
1	棒式	45 秒	20 秒	3	2	127
2	俯臥 T 字訓練	20 下	20 秒	3	1	124
3	單腳橋式	20 下	20 秒	3	1	138
4	動態側棒式	20 下	20 秒	3	2	129
5	直膝捲腹	20 下	20 秒	3	2	125
6	弓步蹲	20 下	20 秒	3	1	136

每個動作 3 組，組間休息 20 秒

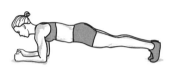

1 棒式，45 秒

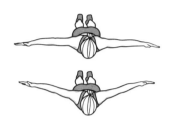

2 俯臥 T 字訓練，20 下

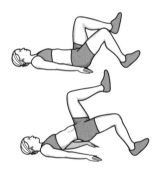

3 單腳橋式，20 下

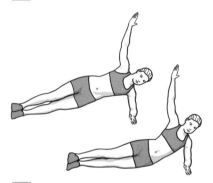

4 動態側棒式，20 下

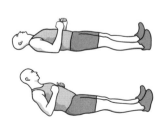

5 直膝捲腹，20 下

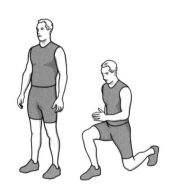

6 弓步蹲，20 下

48 網球專用訓練

訓練器材：毛巾
訓練時間：30 分鐘

① ❷ ③

	動作	次數／時間	組間休息	組數	強度	說明頁
1	滑板側蹲	15 下	20 秒	3	2	137
2	跪姿伏地挺身	15 下	20 秒	3	1	122
3	棒式抬腿	45 秒	20 秒	3	2	128
4	交互蹲跳	45 秒	20 秒	3	1	122
5	側棒式	45 秒	20 秒	3	2	129
6	俯臥 T 字訓練	15 下	20 秒	3	1	124
7	滑板弓步蹲	15 下	20 秒	3	2	136
8	屈膝轉體	45 秒	20 秒	3	1	133

每個動作 3 組，組間休息 20 秒

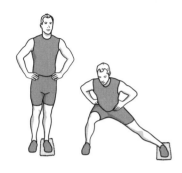

1 滑板側蹲，15 下

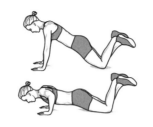

2 跪姿伏地挺身，15 下

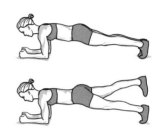

3 棒式抬腿，45 秒

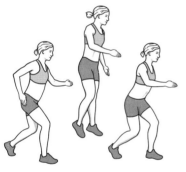

4 交互蹲跳，45 秒

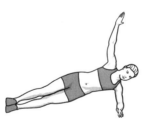

5 側棒式，45 秒

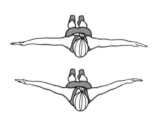

6 俯臥 T 字訓練，15 下

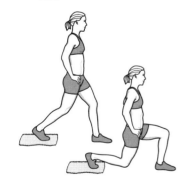

7 滑板弓步蹲，15 下

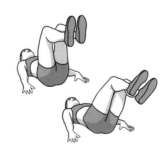

8 屈膝轉體，45 秒

49 三鐵專用訓練

訓練器材：毛巾、穩定的椅子或箱子
訓練時間：35 分鐘

1 **2** 3

	動作	次數／時間	組間休息	組數	強度	說明頁
1	原地跳繩	45 秒	20 秒	3	1	120
2	滑板弓步蹲	20 下	20 秒	3	2	136
3	滑板登山者	45 秒	20 秒	3	1	128
4	俯臥游泳	45 秒	20 秒	3	1	128
5	單腳橋式	20 下	20 秒	3	1	138
6	伏地挺身	20 下	20 秒	3	2	123
7	直膝捲腹	20 下	20 秒	3	2	125
8	四足跪姿抬手	45 秒	20 秒	3	1	127
9	滑板屈腿	20 下	20 秒	3	1	138
10	雙槓撐體	20 下	20 秒	3	1	123

每個動作 3 組，組間休息 20 秒

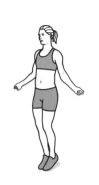

1 原地跳繩，45 秒

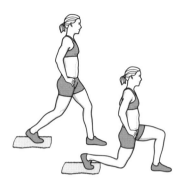

2 滑板弓步蹲，20 下

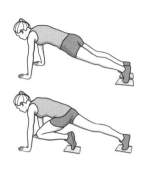

3 滑板登山者，45 秒

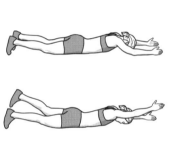

4 俯臥游泳，45 秒

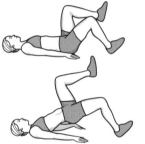

5 單腳橋式，20 下

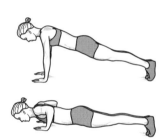

6 伏地挺身，20 下

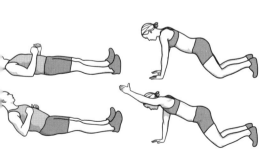

7 直膝捲腹，20 下　**8** 四足跪姿抬手，45 秒

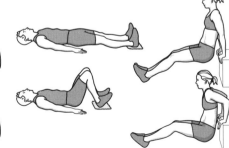

9 滑板屈腿，20 下　**10** 雙槓撐體，20 下

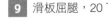
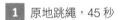

50 滑板專用訓練

訓練器材：穩定的盒子或箱子
訓練時間：30 分鐘

①❷③

	動作	次數／時間	組間休息	組數	強度	說明頁
1	開合跳	45 秒	20 秒	3	1	120
2	後腳抬高蹲	20 下	20 秒	3	2	137
3	棒式抬腿	45 秒	20 秒	3	2	128
4	側棒式腿外展	20 下	20 秒	3	2	130
5	側蹲	20 下	20 秒	3	1	137
6	平板超人	45 秒	20 秒	3	2	127

每個動作 3 組，組間休息 20 秒

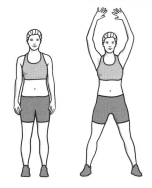

1 開合跳，45 秒

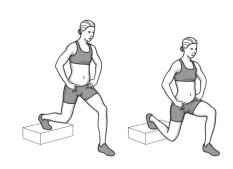

2 後腳抬高蹲，20 下

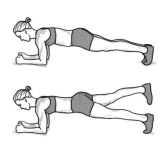

3 棒式抬腿，45 秒

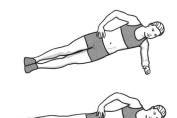

4 側棒式腿外展，20 下

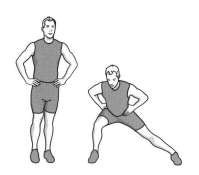

5 側蹲，20 下

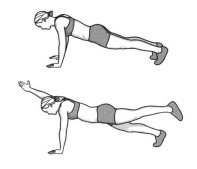

6 平板超人，45 秒

動作解説

3

耐力訓練

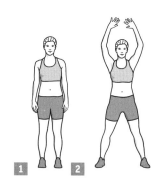

開合跳

1. 雙腳與髖關節同寬，雙手自然放在身體兩側。
2. 跳起來至多到腳與肩膀同寬，並且雙手高舉過頭。之後再跳回起始位置。

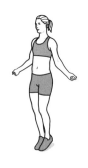

原地跳繩

雙腳站立與髖關節同寬，雙手握拳擺在身體兩側。開始模仿跳繩動作雙腳輕跳，以腳尖輕輕著地。跳的時候雙手同步擺動。

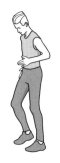

原地衝刺

原地跑步，上半身保持垂直穩定。手隨著腳自然擺動。

原地高抬腿跳

雙腳與髖關節同寬，雙手微彎放在身體兩側。
一邊膝蓋盡可能抬高，同一側的手同時向後。
對側的手向前，伸直的那隻腳用力蹬地。換邊
時，輪流抬高左右腳，上半身保持筆直穩定。

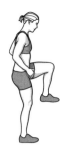

高抬腿交叉跳

1. 雙腳與髖關節同寬，雙手微彎放在身體兩
   側。盡可能抬高一邊的膝蓋，同一側的手同
   時向後擺，對側的手向前擺。手肘跟膝蓋往
   身體前面帶，伸直的那隻腳用力蹬地。
2. 換邊時，左右腳輪流抬高，並將對側的手肘
   向前帶。在換邊之間可以加入一個小跳躍。
   上半身保持筆直穩定。

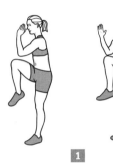

深蹲跳

1. 雙腳站立與髖關節同寬，雙手輕鬆地交握在
   胸前。腳尖朝前。
2. 跳起來之後順勢盡可能往下蹲，直到深蹲位
   置。臀部同時往後推，背部保持筆直。然後
   跳回起始站姿。

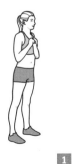
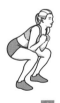

耐力訓練

上半身訓練

核心訓練

腿部訓練

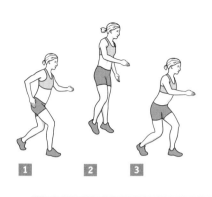

交互蹲跳

1. 跨出弓步蹲的起始動作，兩腳腳尖朝前。後腳跟離地，膝蓋微彎。
2. 往上跳起時兩腳交換位置。
3. 接著膝蓋微彎，以弓步蹲姿勢落地。手朝腳的反方向自然擺動。

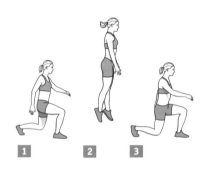

弓步蹲跳

1. 做一個弓步蹲，膝蓋幾乎貼近地面，兩腳腳尖朝前，後腳跟離地。
2. 往上跳起時兩腳交換位置。
3. 接著以弓步蹲姿勢落地，膝蓋壓低。兩腳流暢地換邊跳躍。前腳膝蓋保持與腳尖平行，不超過腳尖。

上半身訓練

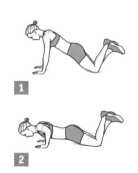

跪姿伏地挺身

1. 擺出跪姿撐體的姿勢，雙手剛好在肩膀下方。兩腳交叉，膝蓋、髖關節、肩膀呈一直線。
2. 手肘彎曲，讓上半身靠近地板。手肘盡量靠近身體。之後讓身體向上回正。

伏地挺身

1. 擺出撐體姿勢，雙手打開與肩同寬。
2. 手肘彎曲，讓上半身盡量靠近地板，上臂靠緊身體兩側。然後讓身體向上回正。動作時，膝蓋、髖關節、肩膀在一直線上。

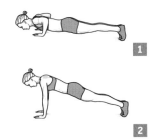

後腳抬高伏地挺身

1. 雙手打開與肩同寬，並將腳尖放到椅子上。
2. 手肘彎曲，讓上半身盡量靠近地板，上臂靠緊身體兩側。然後讓身體往上回正。動作時，膝蓋、髖關節、肩膀要在同一直線上。

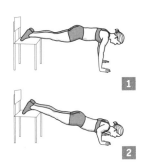

雙槓撐體

1. 腳跟著地，手掌撐在椅子或一個穩定的物體上。上半身挺直，臀部靠近椅子（穩定物體），手臂打直。
2. 彎曲手肘，臀部下沉直到貼近地面。然後將身體抬回原位。

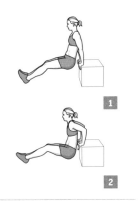

屈膝擺手

身體擺出屈膝姿勢，腳尖朝前，膝蓋對準中足，背部挺直。拇指在上方，左右手臂輪流朝上，向上的手臂與上半身呈一直線。

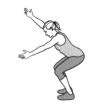

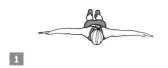

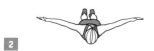

俯臥 T 字訓練

1. 身體俯臥，腳尖著地，手臂朝兩側伸直。手臂和頭都微微抬起，手掌朝下。
2. 手臂往上舉，有意識地讓肩胛骨在背部拉近距離。然後手臂往下貼近地面。動作時，眼睛往下看。

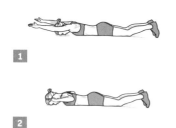

俯臥 W 字訓練

1. 身體俯臥，腳尖著地，手在頭前方。手臂和頭微微抬高，手掌朝下。
2. 彎曲手肘，手臂靠著身體往後伸，接著再往前伸直。動作時，眼睛往下看著地板。

小技巧：做這個動作時全程把腳微微抬離地面，這樣可以同時練到大腿後側、臀部肌肉，以及豎脊肌肌群。

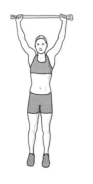

過頭肩關節伸展

雙腳站立與髖關節同寬。雙手抓住毛巾兩端高舉過頭，將毛巾緊緊往外拉。讓身體保持緊繃的感覺。

直膝捲腹

1. 正面仰躺，雙腳伸直，上臂貼緊身體放在地板上，前臂呈90度向上，手掌往內。下巴往胸骨方向移動，頭順勢抬起。

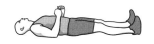

2. 手肘用力向下撐，讓上半身抬起。接著慢慢讓身體回位，觸地前再將上半身抬起。從背部出力，不是用腹部肌群。

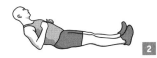

反手划船

1. 仰躺在一張穩定桌子的下方。雙腳與髖關節同寬，雙手略微比肩寬，反手抓緊桌緣。肩膀在手臂下方，身體繃緊啟動臀部肌肉，不要讓骨盆下沉。

2. 彎曲手臂，盡量讓胸部靠近桌子。手肘全程貼近身體。大腿、骨盆、上半身呈一直線。接著緩慢地控制身體向下，回到起始位置。

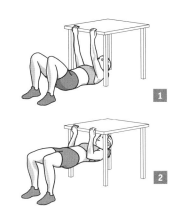

引體向上

1. 準備一根引體向上拉桿，或任何比肩膀寬、能正手握住的棒狀物。手掌朝下，雙腳交叉。

2. 彎曲手肘將身體向上拉，直到下巴高過桿子。然後控制身體向下，回到起始位置。

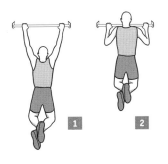

核心訓練

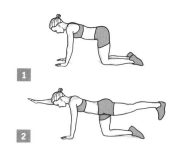

鳥狗式

1. 身體呈四足跪姿，雙手在肩膀下方，膝蓋在臀部下方。
2. 左手與右腳伸直。骨盆與地板保持平行，並維持這個姿勢。

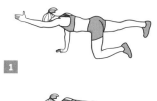

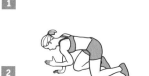

四足跪姿捲腹

1. 身體呈四足跪姿，雙手在肩膀下方，膝蓋在臀部下方。一隻手和它的對側腳伸直。骨盆與地面保持平行。
2. 手肘與膝蓋彎曲，在胸部下方相碰，可微微拱起背。然後再打直手臂和腿。

四足跪姿抬膝

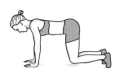

身體呈四足跪姿。雙手在肩膀下方，膝蓋在臀部下方。腳尖著地，讓膝蓋稍微離地幾公分。維持這個姿勢。

四足跪姿抬手

1. 身體呈四足跪姿，雙手在肩膀下方。膝蓋在臀部後方，腳尖踩穩。
2. 左右手輪流往上抬，感受上半身拉伸。舉起的手拇指朝上。維持這個姿勢 5 秒。

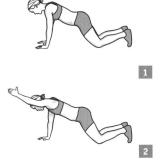

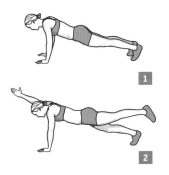

平板超人

1. 雙手雙腳與肩膀同寬撐住身體。骨盆與上半身、大腿呈一直線。
2. 將對角的一隻手與一隻腳抬離地面。維持這個姿勢，然後換邊。

棒式

前臂撐地，手肘在肩膀下方，骨盆與上半身和大腿呈一直線。繃緊核心肌群，讓脊柱保持穩定。維持這個姿勢。

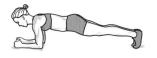

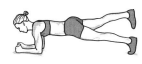

棒式抬腿

用前臂支撐身體，手肘位置在肩膀正下方。骨盆與上半身和大腿呈一直線。左右腳輪流抬離地面。抬起後，維持姿勢 2 至 3 秒再換邊。

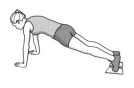

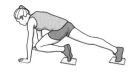

滑板登山者

1. 撐地姿勢，雙手與肩膀同寬，雙腳與髖關節同寬。兩腳下方各墊一塊小毛巾。手腕位置在肩關節正下方，收緊核心與臀部，全身呈一直線。
2. 輪流不斷地將左右膝蓋拉往胸部方向。

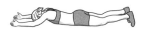

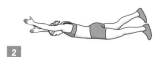

俯臥游泳

1. 身體俯臥，手臂向前伸直過頭。
2. 輪流抬起一隻手和對側的腳。抬起的手腳都要離開地面。

跪姿側棒式

側身屈膝撐地,膝蓋彎曲接近直角。支撐的前
臂向前伸直,手肘落在肩膀正下方。另一隻手
叉腰。骨盆往上抬起,維持這個姿勢。

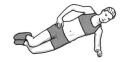

側棒式

側面撐體,雙腿併攏伸直,一隻手的前臂撐
地,手肘位置在肩膀正下方。上方的那隻手垂
直向上伸展。核心肌群用力,讓骨盆與大腿、
上半身呈一直線。維持這個姿勢。

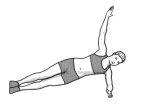

動態側棒式

1. 側面撐體,雙腿併攏伸直,一隻手的前臂撐
   地,手肘位置在肩膀正下方。上方的那隻手
   垂直向上伸展。核心肌群用力,讓骨盆與大
   腿、上半身呈一直線。

2. 骨盆垂直往地面方向下沉,在快要觸地之前
   抬起。

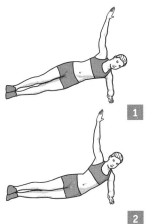

1

2

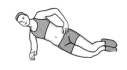

1

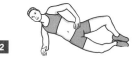

2

側棒式髖外轉

1. 側面撐體屈膝,一隻手的前臂撐地。膝蓋垂直向後彎,手肘位置在肩膀正下方。另一隻手叉腰。抬起骨盆,和大腿外側與軀幹呈一直線。
2. 上方膝蓋連續張開、合起,但不要放回原位。動作時,雙腳保持靠攏不分開。

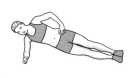

1

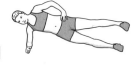

2

側棒式腿外展

1. 側面撐體,雙腿併攏伸直。一隻手的前臂撐地,手肘位置在肩膀正下方。另一隻手叉腰。核心肌群用力,讓骨盆與大腿、上半身呈一直線。
2. 上方的腳連續不斷地抬起、下沉,但不放回原位。

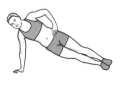

1

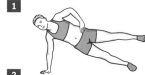

2

側 T 字腿外展

1. 側面撐體,雙腿併攏伸直,支撐的手在肩膀正下方,另一隻手叉腰。雙腳交疊,整個身體呈一直線。
2. 上方的腿往上舉起,然後下沉,但不放回原位。重覆這個動作。

捲腹

1. 身體仰臥，腳跟著地，讓膝蓋呈直角。靠近身體兩側的雙臂微微抬離地面，掌心朝前。頭抬高，下巴朝胸椎方向移動，腹肌出力。

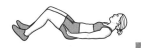

2. 想像面前有一道牆，雙手把牆往前推。脊椎一節一節向上捲起，然後慢慢往後。動作連續，背不躺回地上。

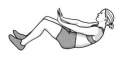

臥姿腳踏車

1. 身體仰臥，雙手手掌心朝下放在身體兩側。兩腳呈直角彎曲，小腿與地面平行。

2. 一隻腳向前伸直不碰地，接著兩腿交換著彎曲和伸直。

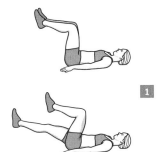

抬腿觸膝

1. 身體仰臥，一隻腳伸直，另一隻腳呈直角彎曲。伸直腳同側的手向前伸直，另一側的手向頭後方伸直。手腳都要離開地面，頭抬高，下巴指著胸椎方向。

2. 讓手腳連續流暢地交換位置。

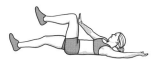

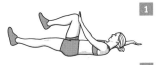

耐力訓練

上半身訓練

核心訓練

腿部訓練

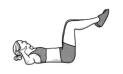

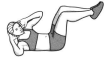

屈膝捲腹

1. 身體仰臥，兩腿呈直角彎曲，小腿與地面平行。頭抬離地面，兩手指尖放在後腦勺。
2. 用力將肩膀抬高，兩手肘交換著指向另一側的膝蓋。

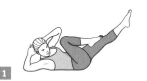
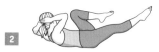

空踩腳踏車

1. 身體仰臥，一隻腳伸直抬離地面。另一隻腳彎曲，並將膝蓋靠向對側的手肘。上半身微微抬離地面，讓手肘靠向對側的膝蓋。
2. 輪流將兩邊手肘與膝蓋往對側方向聚攏。

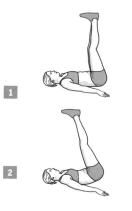

提髖

1. 身體仰臥，掌心朝下放在身體兩側。兩條腿垂直向上伸直。
2. 下腹肌群出力，讓骨盆抬起與下沉，動作時不靠回地面。

抬腿

1. 身體仰臥，掌心朝下放在身體兩側，兩條腿垂直向上伸直。
2. 核心出力，讓腿慢慢靠近地面，然後再慢慢抬回起始位置。

小提示：剛開始練這個動作的時候，可以讓腿下降到一半高度或者微微屈膝，這樣可以降低動作難度。

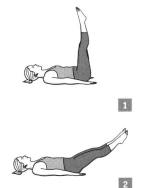

屈膝轉體

1. 身體仰臥，膝蓋彎曲，讓大腿與地面垂直，小腿與地面平行。手掌掌心朝下放在身體兩側。
2. 雙腿輪流左右擺動。兩邊肩膀在動作時要緊貼地面。核心出力。

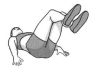

直膝轉體

1. 身體仰臥，雙腳向上伸直。手掌掌心朝下，直直伸往兩側。
2. 雙腿輪流左右擺動。兩邊肩膀在動作時要緊貼地面。核心出力。

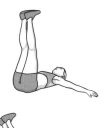

反手撐體抬腿

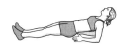

1. 身體仰臥，用前臂支撐身體。手肘在肩關節下方，前臂指向臀部方向。臀部出力，並和大腿與軀幹呈一直線。

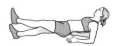

2. 輪流將左右腳抬離地面，在空中停止 2 到 3 秒後回到起始位置。

小提示：如果要放鬆頸部肌肉，可以讓下巴指往胸椎方向。

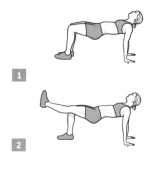

橋式抬腿

1. 反手撐體，雙腳撐地，兩手撐在身體下方，手指尖朝後。用核心啟動臀肌肉讓骨盆挺直，與大腿和軀幹呈一直線。膝蓋垂直，兩手位置在肩關節下方。

2. 左右腳輪流向前伸直，每邊動作維持 2 到 3 秒。

腿部訓練

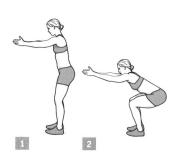

深蹲

1. 雙腳與肩同寬，腳尖朝前。

2. 膝蓋彎曲，把臀部往後方推，膝蓋不超過腳尖。然後回到起始位置。

單腳深蹲

1. 身體站立，一隻腳伸直，並向前微微抬高。手臂向前伸直與肩膀同高。
2. 支撐腳的膝蓋與髖部同時彎曲，髖部盡可能往下。另一隻腳伸直懸空。然後回到起始位置。動作時，支撐腳的膝蓋不要超過腳尖。

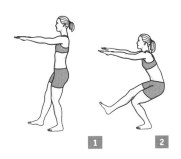

早安式

1. 雙腳站立與髖同寬。上臂彎曲與上半身呈大約 45 度的夾角，前臂直角向上。
2. 髖部帶動上半身向前傾到與地面接近水平，繃緊核心肌群，讓脊柱保持穩定。然後回到起始位置。

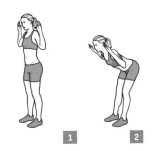

太空椅

背靠牆，身體呈坐姿，大腿與地面平行，膝蓋呈直角彎曲。雙手交叉置於胸前。維持這個姿勢。

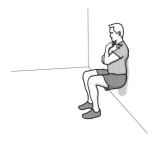

耐力訓練

上半身訓練

核心訓練

腿部訓練

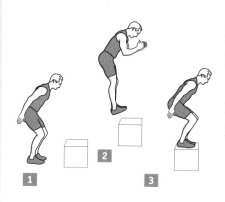

跳箱

1. 雙腳站立與肩同寬，與箱子保持一個適當距離。腳尖朝前，手向後擺，膝蓋微彎。
2. 手快速上擺，順勢往箱子上跳。
3. 落到箱子上時膝蓋微彎以緩衝落下的力道。手再度向後擺並跳下箱子。立刻準備下一次跳躍。

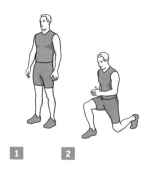

弓步蹲

1. 雙腳站立與髖同寬，腳微微張開。
2. 向前做弓步蹲，後腳膝蓋彎曲接近地面，前腳膝蓋不超過腳尖。然後回到起始位置，換腳重複動作。兩手要配合擺動，擺動方向與同側腳相反。

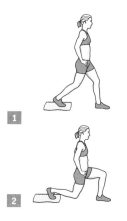

滑板弓步蹲

1. 一腳向前跨一步，後腳腳尖踩著毛巾。兩腳腳尖都朝前。
2. 後腳膝蓋彎曲接近地面，後腳會因為墊毛巾的關係稍微往後滑。前腳膝蓋不超過腳尖。後腳出力，把腳往前拉回到起始位置。

後腳抬高蹲

1. 一腳向前跨一步，後腳腳尖踩在較高位置。腳尖朝前，雙手叉腰。
2. 後腳膝蓋彎曲接近地面，前腳膝蓋不超過腳尖。然後回到起始位置。

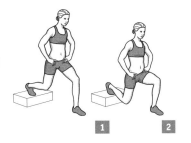

側蹲

1. 雙腳站立與髖同寬，雙手叉腰。
2. 膝蓋彎曲往側邊跨一大步，髖部同時往後下方推。身體重心放在彎曲的那隻腳上，背部打直。然後立刻把腳收回來，回到起始位置。

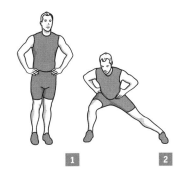

滑板側蹲

1. 雙腳站立與髖同寬，一隻腳下墊一塊小毛巾。雙手叉腰。
2. 腳下踩小毛巾的那隻腳往側邊打開，直立的那隻腳膝蓋彎曲，髖部往後下方推。背部打直。然後回到起始位置。

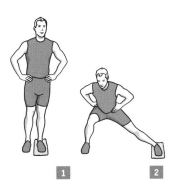

橋式

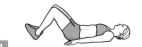
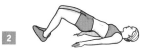

1. 身體仰臥，腳尖抬起，腳跟著地。
2. 用臀部的力量把骨盆盡量往上抬高，然後慢慢下沉到接近地面的位置。

雙腳抬高橋式

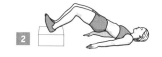
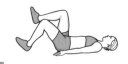

1. 身體仰臥，腳跟放在較高的位置，膝蓋呈直角彎曲。兩手放在身體兩側。
2. 用臀部的力量把骨盆盡量往上抬高，然後慢慢下沉到接近地面的位置。

單腳橋式

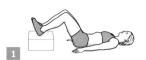
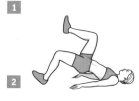

1. 身體仰臥，一隻腳腳跟著地，膝蓋呈直角彎曲。另一隻腳也呈直角彎曲往上抬，讓大腿與地面垂直。
2. 骨盆盡量往上抬高。然後慢慢下沉到接近地面。

滑板屈腿

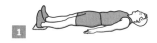
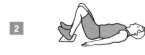

1. 身體仰臥，雙手手掌朝下放在身體兩側。雙腿向前伸直，兩隻腳跟都放在小毛巾上。靠臀部的力量將骨盆稍微抬離地面。
2. 將小毛巾上的腳跟拉往髖部方向，讓腳彎曲後再伸直。骨盆在動作中都要微微抬起。

國家圖書館出版品預行編目資料

50組在家徒手健身計畫 / 馬歇爾.道爾(Marcel Doll)著；曾致祥譯. -- 初
版. -- 臺北市：商周出版：家庭傳媒城邦分公司發行, 2020.03
面； 公分. -- (Live & learn ; 60)

譯自：50 Workouts : Bodyweight-Training ohne Geräte

ISBN 978-986-477-802-7 (平裝)

1.健身運動 2.運動訓練

411.711   109001684

50 組在家徒手健身計畫
50 Workouts – Bodyweight-Training ohne Geräte

作　　　者／馬歇爾・道爾Marcel Doll
譯　　　者／曾致祥
責 任 編 輯／余筱嵐

版　　　權／林心紅
行 銷 業 務／王瑜、林秀津、周佑潔
總　編　輯／程鳳儀
總　經　理／彭之琬
發　行　人／何飛鵬
法 律 顧 問／元禾法律事務所　王子文律師
出　　　版／商周出版
　　　　　　台北市 104 民生東路二段 141 號 9 樓
　　　　　　電話：(02) 25007008　傳真：(02)25007759
　　　　　　E-mail：bwp.service@cite.com.tw
　　　　　　Blog：http://bwp25007008.pixnet.net/blog
發　　　行／英屬蓋曼群島商家庭傳媒股份有限公司 城邦分公司
　　　　　　台北市中山區民生東路二段 141 號 2 樓
　　　　　　書虫客服務專線：02-25007718；25007719
　　　　　　服務時間：週一至週五上午 09:30-12:00；下午 13:30-17:00
　　　　　　24 小時傳真專線：02-25001990；25001991
　　　　　　劃撥帳號：19863813；戶名：書虫股份有限公司
　　　　　　讀者服務信箱：service@readingclub.com.tw
　　　　　　城邦讀書花園：www.cite.com.tw
香港發行所／城邦（香港）出版集團有限公司
　　　　　　香港灣仔駱克道 193 號東超商業中心 1 樓；E-mail：hkcite@biznetvigator.com
　　　　　　電話：(852) 25086231　傳真：(852) 25789337
馬新發行所／城邦（馬新）出版集團 Cite (M) Sdn. Bhd.
　　　　　　41, Jalan Radin Anum, Bandar Baru Sri Petaling, 57000 Kuala Lumpur, Malaysia.
　　　　　　Tel: (603) 90578822 Fax: (603) 90576622 Email: cite@cite.com.my

封 面 設 計／斐類設計
排　　　版／極翔企業有限公司
印　　　刷／韋懋實業有限公司
總　經　銷／聯合發行股份有限公司
　　　　　　電話：(02)2917-8022　傳真：(02)2911-0053
　　　　　　地址：新北市 231 新店區寶橋路 235 巷 6 弄 6 號 2 樓

■ 2020 年 3 月 5 日初版　　　　　　　　　　　　　Printed in Taiwan
■ 2021 年 6 月 8 日初版 4 刷
定價 350 元

First published as "50 Workouts – Bodyweight-Training ohne Geräte:
Einfach –effektiv – überall durchführbar " by Marcel Doll.
©2017 by riva Verlag, Muenchner Verlagsgruppe GmbH, Munich, Germany.
www.rivaverlag.de.
Complex Chinese translated edition copyright © 2020 by Business Weekly Publications, a division of Cité Publishing Ltd.
This translated edition published by arrangement with Münchner Verlagsgruppe GmbH through jia-xi books co., ltd.
All rights reserved.

城邦讀書花園
www.cite.com.tw

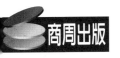

| 廣　告　回　函 |
| 北區郵政管理登記證 |
| 北臺字第000791號 |
| 郵資已付，免貼郵票 |

104　台北市民生東路二段141號2樓

英屬蓋曼群島商家庭傳媒股份有限公司城邦分公司　收

- -

請沿虛線對摺，謝謝！

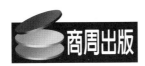

| 書號：BH6060 | 書名：50組在家徒手健身計畫 | 編碼： |

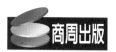 商周出版

讀者回函卡

感謝您購買我們出版的書籍！請費心填寫此回函卡，我們將不定期寄上城邦集團最新的出版訊息。

不定期好禮相贈！
立即加入：商周出版
Facebook 粉絲團

姓名：＿＿＿＿＿＿＿＿＿＿＿＿＿＿＿＿＿＿ 性別：□男　□女

生日：西元＿＿＿＿＿＿＿年＿＿＿＿＿＿月＿＿＿＿＿＿日

地址：＿＿＿＿＿＿＿＿＿＿＿＿＿＿＿＿＿＿＿＿＿＿＿＿＿

聯絡電話：＿＿＿＿＿＿＿＿＿＿　傳真：＿＿＿＿＿＿＿＿＿

E-mail：

學歷：□ 1. 小學 □ 2. 國中 □ 3. 高中 □ 4. 大學 □ 5. 研究所以上

職業：□ 1. 學生 □ 2. 軍公教 □ 3. 服務 □ 4. 金融 □ 5. 製造 □ 6. 資訊

　　　□ 7. 傳播 □ 8. 自由業 □ 9. 農漁牧 □ 10. 家管 □ 11. 退休

　　　□ 12. 其他＿＿＿＿＿＿＿＿＿＿＿＿＿＿＿＿＿＿＿＿

您從何種方式得知本書消息？

　　　□ 1. 書店 □ 2. 網路 □ 3. 報紙 □ 4. 雜誌 □ 5. 廣播 □ 6. 電視

　　　□ 7. 親友推薦 □ 8. 其他＿＿＿＿＿＿＿＿＿＿＿＿＿＿

您通常以何種方式購書？

　　　□ 1. 書店 □ 2. 網路 □ 3. 傳真訂購 □ 4. 郵局劃撥 □ 5. 其他＿＿＿＿

您喜歡閱讀那些類別的書籍？

　　　□ 1. 財經商業 □ 2. 自然科學 □ 3. 歷史 □ 4. 法律 □ 5. 文學

　　　□ 6. 休閒旅遊 □ 7. 小說 □ 8. 人物傳記 □ 9. 生活、勵志 □ 10. 其他

對我們的建議：＿＿＿＿＿＿＿＿＿＿＿＿＿＿＿＿＿＿＿＿＿＿＿

　　　　　　　＿＿＿＿＿＿＿＿＿＿＿＿＿＿＿＿＿＿＿＿＿＿＿

　　　　　　　＿＿＿＿＿＿＿＿＿＿＿＿＿＿＿＿＿＿＿＿＿＿＿